Justus C. F. Hecker

Der schwarze Tod im vierzehnten Jahrhundert

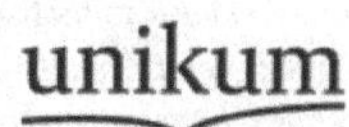

Justus C. F. Hecker

Der schwarze Tod im vierzehnten Jahrhundert

ISBN/EAN: 9783845743721
Erscheinungsjahr: 2012
Erscheinungsort: Bremen, Deutschland

www.unikum-verlag.de | office@unikum-verlag.de

Justus C. F. Hecker

Der schwarze Tod im vierzehnten Jahrhundert

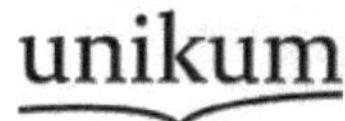

Der schwarze Tod im vierzehnten Jahrhundert.

Nach den Quellen

für Aerzte und gebildete Nichtärzte bearbeitet

von

Dr. J. F. C. Hecker,
Professor an der Friedrich-Wilhelms-Universität zu Berlin, Mitglied der medicinischen Ober-Examinations-Commission und gelehrter Gesellschaften in Berlin, Bonn, Dresden, Erlangen, Hanau, Kopenhagen, London, Lyon, Metz, Neapel, New-York, Philadelphia und Zürich.

Berlin, 1832.

Verlag von Friedr. Aug. Herbig.

Herrn

Dr. J. F. Dieffenbach,

dirigirendem Arzte der Abtheilung für chirurgische Kranke in der Charité und praktischem Arzte in Berlin; Mitglied der Königlich Preufsischen medicinischen Ober-Examinations-Commission, und medicinischer und naturwissenschaftlicher Gesellschaften in Berlin, Bonn, Dresden, Heidelberg, Leipzig, Lyon, Metz, Stockholm, Würzburg und der Wetterauischen Gesellschaft für die gesammte Naturkunde Mitglied und Correspondenten;

seinem verehrten Freunde,

widmet diese Abhandlung

der Verfasser.

Vorwort.

Man findet hier eine inhaltreiche Seite der Weltgeschichte aufgeschlagen. Sie handelt von einer Erschütterung des Menschengeschlechts, der an Umfang und Gewalt keine andere gleichgekommen ist, sie spricht von unglaublichen Niederlagen, von Verzweifelung und entfesselten dämonischen Leidenschaften, sie zeigt den Abgrund allgemeiner Gesetzlosigkeit in Folge einer Weltseuche, die sich von China bis nach Island und Grönland verbreitete.

Die Veranlassung, dieses Bild einer längst entschwundenen Zeit zu enthüllen, liegt am Tage. Eine neue Weltseuche hat fast dieselbe Ausdehnung erreicht, und wenn auch weniger furchtbar, doch ähnliche Erscheinungen zum Theil hervorgerufen, zum Theil angedeutet. In ihren Ursachen, ihrer Verbreitung über Asien und Europa liegt die Aufforderung, sie von einem grofsartigen Gesichtspunkte aufzufassen, denn sie führt zur Ahnung des Weltorganismus, in welchem das organische Gesammtleben den grofsen Naturkräften unterthan ist. Nun ist menschliches Wissen noch nicht so weit gediehen, in die Vorgänge über und unter der Erde Zusammenhang zu bringen, oder auch nur die Naturgesetze vollständig zu ermitteln, deren Kenntnifs man bedürfte, viel weniger sie auf grofse Erscheinungen anzuwenden, in denen eine Triebfeder tausend andere in Bewegung setzt. Von dieser Seite ist also jener Gesichtspunkt nicht aufzufinden, wollen wir nicht in das unfruchtbare Gebiet der Vermuthungen gerathen, deren die Welt schon zu viele hat. Wohl aber zeigt er sich auf dem weiten und gedeihlichen Felde der historischen Forschung. Die Geschichte, dieser Spiegel des Menschenlebens in allen seinen Richtungen, bietet auch für die Weltseuchen eine unerschöpfliche, wenn auch wenig gekannte Fundgrube von Thatsachen dar, sie macht auch hier ihre Würde als wahrheitliebende Philosophie der Wirklichkeit geltend. Ihrem Geiste entspricht die Auffassung der Weltseuchen als Weltbegebenheiten, die Deutung ihrer Erscheinungen aus der Zusammenstellung des Gleichartigen, in der die Thatsachen durch sich selbst reden, indem sie aus höheren Gesetzen des fortschreitenden Menschenlebens hervorgegangen erscheinen. Kosmischer Ursprung und folgenreiche krampfhafte Regung der unterliegenden Völker sind die hervortretenden Seiten, auf welche sie bei allen Weltseuchen hinweist. Diese selbst aber gestalten sich in ihren Eingriffen auf den Organismus wie in ihrer Verbreitung sehr verschieden, und es ist hier eine Entwickelung von Form zu Form in Jahrtausenden unverkennbar, so daſs die Weltgeschichte in groſse Zeiträume zerfällt, in denen bestimmt ausgeprägte Seuchen vorherrschten. So weit unsere Zeitbücher reichen, kann hierüber noch mehr oder minder sichere Auskunft gegeben werden. Doch ist dieser Theil der medicinischen Geschichtschreibung, der in die Weltgeschichte so vielseitig und mächtig eingreift, kaum erst in der Anlage begriffen. Die Ehre der Wissenschaft, die menschlichem Thun und Treiben überall vorleuchten soll, läſst uns den Wunsch aussprechen, daſs er auf dem noch nicht ganz verschütteten Boden der deutschen ärztlichen Gelehrsamkeit erfreulich gedeihen möge.

Berlin, den 2. März 1832.

d. V.

1. Allgemeines.

In grofsen Seuchen offenbart sich die allwaltende Macht, welche den Erdball mit all seinen Geschöpfen zu einem lebendigen Ganzen gestaltet hat. Die Kräfte der Schöpfung treten in gewaltsamen Widerstreit: die trockene Schwüle des Luftkreises, die unterirdischen Donner, die Nebel der übertretenden Wasser verkünden Zerstörung, der Natur genügt nicht der gewöhnliche Wechsel von Leben und Tod, und über Menschen und Thiere schwingt der Würgengel sein flammendes Schwert.

Diese Umwälzungen geschehen in grofsen Umläufen, die dem Geiste des Menschen in seiner Beschränkung auf einen kleinen Kreis der Erkenntnifs, unerforschlich bleiben. Aber sie sind gröfsere Weltbegebenheiten, als irgend andere, die nur aus der Zwietracht, oder der Noth, oder den Leidenschaften der Völker hervorgehen. Sie erwecken durch die Vernichtung neues Leben, und wenn der Aufruhr über und unter der Erde vorüber ist, verjüngt sich die Natur, und der Geist erwacht aus Erstarrung und Versunkenheit zum Bewufstsein höherer Bestimmung.

Wäre es menschlicher Forschung noch irgend erreichbar, ein historisches Bild so mächtiger Ereignisse in lebendigem Zusammenhange zu entwerfen, wie die Geschichtschreiber von Kriegen und Schlachten und Völkerwanderungen entworfen haben, so würde die geistige

Entwickelung des Menschengeschlechts auf klare Anschauungen zurückzuführen sein, und die Wege der Vorsehung würden deutlicher erkannt werden. Es würde nachzuweisen sein, dafs der Geist der Völker durch das zerstörende Widerspiel der Naturkräfte tiefe Eindrücke erleidet, und dafs in der allgemeinen Gesittung durch Niederlagen hervortretende Wendepunkte herbeigeführt werden. Denn alles was in dem Menschen liegt, Gutes und Böses, wird durch die Gegenwart grofser Gefahr gesteigert, sein Inneres geräth in Aufruhr, wie bei dem Anblick eines jähen Abgrundes, — der Gedanke der Selbsterhaltung beherrscht die Gemüther, die Selbstverleugnung wird auf härtere Proben gestellt, und wo irgend Finsternifs und Rohheit walten, da fliehen die geängsteten Sterblichen zu den Götzen ihres Aberglaubens, und göttliche wie menschliche Gesetze werden frevelhaft übertreten.

Ein so gewaltsamer Zustand bringt nach einem allgemeinen Naturgesetz Veränderung hervor, eine heilsame oder nachtheilige, wie die Umstände sich gestalten, so dafs die Völker entweder höheren sittlichen Werth erringen, oder tiefer versinken. Dies alles aber geschieht nach einem viel gröfseren Maafsstabe, als durch den gewöhnlichen Wechsel von Krieg und Frieden, durch das Emporkommen oder den Fall der Reiche, weil die Naturkräfte selbst die Seuchen hervorbringen, und den menschlichen Willen unterjochen, der in den Kämpfen der Völker gewöhnlich allein hervortritt.

2. Die Krankheit.

Das denkwürdigste Beispiel hiervon giebt eine grofse Seuche des vierzehnten Jahrhunderts, welche Asien, Europa und Afrika verheerte, und deren sich noch jetzt die Völker in düsteren Ueberlieferungen erinnern. Es war eine morgenländische Pest, kenntlich an Brandbeulen und Drüsengeschwülsten, die in keiner andern

Fieberkrankheit vorkommen. Wegen dieser Brandbeulen und schwarzen Flecken auf der Haut, den Verkündern fauliger Entmischung, nannte man sie in Deutschland wie in den nordischen Reichen den schwarzen Tod, in Italien hiefs sie das grofse Sterben[1]). Nur wenige Zeugnisse über ihre Zufälle und ihren Verlauf sind uns erhalten, aber sie reichen hin, um das Bild der Krankheit zu erhellen, und sie werden durch Uebereinstimmung mit den Merkmalen desselben Uebels in neuerer Zeit glaubwürdig.

Der kaiserliche Schriftsteller Kantakuzenos[2]), dessen eigener Sohn Andronikus dieser Pest in Constantinopel erlag, berichtet von grofsen Eiterbeulen[3]) an den Oberschenkeln und Armen der Kranken, die durch Ergufs von übelriechender Jauche, wenn man sie öffnete, Erleichterung brachten. Damit sind offenbar die Bubonen, die untrüglichen Kennzeichen der morgenländischen Pest bezeichnet, denn er spricht aufserdem noch von kleineren Beulen an den Armen und im Gesicht, wie an anderen Theilen des Körpers, und unterscheidet diese

---

[1]) La Mortalega grande. Matth. de Griffonibus, bei Muratori, Script. rer. Italicar. T. XVIII. p. 167. D. — Andere nannten sie Anguinalgia. Andr. Gratiol. Discurso di peste, Venet. 1576. 4. — Schwedisch: Diger-döden. Loccenii Histor. Suecan. L. III. p. 104. — Dänisch: den sorte Dod. Pontan. Rer. danicar. Histor. L. VIII. p. 476. Amstelod. 1631. fol. — Isländisch: Svartur Daudi. Saabye, Tagebuch in Grönland. Einleit. XVIII. Mansa, de Epidemiis maxime momorabilibus, quae in Dania grassatae sunt. etc. Part. I. p. 12. Havniae, 1831. 8. — In Westphalen war der Name „de groete Doet" gebräuchlich. Meibom. a. u. a. O.

[2]) Joann. Cantacuzen. Historiar. L. IV. c. 8. Ed. Paris. p. 730. 5. Der Exkaiser hat zwar einige Stellen aus Thucydides abgeschrieben, wie Sprengel ganz richtig bemerkt (Beiträge zur Geschichte der Medicin. Bd. I. H. I. S. 73.), jedoch mehr der ästhetischen Rundung wegen. Seiner Glaubwürdigkeit geschieht hierdurch kein Abbruch, denn seine Angaben stimmen zu den übrigen Nachrichten.

[3]) Ἀποςάσεις μεγάλαι.

ganz deutlich von den Brandblattern[1]), die nicht weniger von der Pest in allen ihren Formen hervorgebracht werden. Bei manchen brachen schwarze Stippchen[2]) über den ganzen Körper hervor, entweder einzeln, oder zusammenhängend und verfliefsend. Diese Zufälle fanden sich nicht bei allen vereint, bei manchen reichte ein einziger hin, ihnen den Tod zu bringen, einige aber genasen mit allen behaftet wider Erwarten. Kopfzufälle waren häufig; viele Kranke wurden stumpfsinnig und verfielen in betäubenden Schlaf, auch verloren sie die Sprache durch Zungenlähmung, andere waren schlaflos und angstvoll. Schlund und Zunge wurden schwarz und wie von Blut unterlaufen, kein Getränk löschte den brennenden Durst, und so währte die Qual ohne Linderung bis zum Tode, den viele durch Verzweiflung beschleunigten. Die Ansteckung war augenscheinlich, denn die Pfleger ihrer Verwandten und Freunde erkrankten, und viele Häuser in der Hauptstadt starben bis auf den letzten Bewohner aus.

Bis hierher zeigte sich nur die gewöhnliche Beschaffenheit der morgenländischen Pest, es gesellten sich aber noch tiefere Leiden zu dieser Seuche, die zu anderer Zeit nicht vorgekommen sind. Die Werkzeuge des Athmens wurden von fauliger Entzündung ergriffen, ein heftiger Brustschmerz befiel die Kranken, Blut wurde ausgehustet, und der Athem verbreitete einen verpestenden Geruch.

Im Abendlande wurde diese Erscheinung beim Ausbruch der Seuche vorherrschend[3]). Ein hitziges Fieber, von Blutauswurf begleitet, tödtete in den ersten drei Tagen. Es scheint, dafs Bubonen und Brandbeulen zuerst

---

[1]) *Μελαιναι φλυκτίδες.*

[2]) — *ὥσπερ ςίγματα μέλανα*; die Petechien, ein gewöhnlicher Pestausschlag.

[3]) Guidon. de Cauliaco Chirurgia. Tract. II. c. 5. p. 113. Ed. Lugdun. 1572.

gar nicht vorkamen, sondern dafs die Krankheit in der Gestalt des anthraxartigen Lungenübels die Zerstörung des Körpers vollendete, bevor noch die übrigen Zufälle sich entwickelten. So wüthete die Seuche in Avignon volle sechs oder acht Wochen lang, und verursachte durch den verpesteten Athem der blutspeienden Kranken nah und fern eine so entsetzliche Ansteckung, dafs selbst Aeltern ihre erkrankten Kinder flohen und alle Bande des Blutes sich lösten. Denn die Nähe eines der Pest Verfallenen war sicherer Tod[1]). Nach dieser Zeit sah man Bubonen in den Achseln wie in den Weichen, und Brandbeulen über den ganzen Körper, aber nur erst gegen den siebenten Monat genasen einige Kranke mit gereiften Bubonen, wie in der gewöhnlichen, milderen Pest. So berichtet der muthvolle Guy von Chauliac, der die Ehre des Arztes darin suchte, der Gefahr Trotz zu bieten, der den Pestkranken wacker und rastlos beistand, und die Entschuldigung seiner arabistischen Genossen verschmähete, dafs ärztliche Hülfe vergebens sei, und dafs die Ansteckung zur Flucht berechtige. Zweimal sah er die Pest in Avignon, zuerst i. J. 1348 vom Januar bis zum August, dann zwölf Jahre später, im Herbst, wo sie von Deutschland zurückkehrte, und neun Monate lang Angst und Schrecken verbreitete. Das erste Mal wüthete sie mehr unter den Armen, i. J. 1360 aber mehr unter den Reichen und Vornehmen, auch tödtete sie jetzt eine Ueberzahl von Kindern, die sie früher verschont hatte, und nur wenige Weiber.

Aehnliches sah man in Aegypten[2]); auch hier war

---

[1]) Et fuit tantae contagiositatis specialiter quae fuit cum sputo sanguinis, quod non solum morando, sed etiam inspiciendo unus recipiebat ab alio: intantum quod gentes moriebantur sine servitoribus, et sepeliebantur sine sacerdotibus, pater non visitabat filium, nec filius patrem: charitas erat mortua, spes prostrata.

[2]) Deguignes, Histoire générale des Huns, des Turcs, des Mogols etc. Tom. IV. Paris 1758. 4. p. 226.

der Lungenbrand vorherrschend, und tödtete mit brennender Hitze und Blutspeien rasch und unfehlbar; auch hier verbreitete der Hauch der Kranken die tödtliche Ansteckung, und menschliche Hülfe war so vergeblich wie für die Nahenden verderbenbringend.

Boccaccio, der in Florenz, dem Sitze der wiedererwachten Wissenschaften, Augenzeuge unglaublicher Niederlagen war, beschreibt die Zufälle der Krankheit lebendiger, als seine nichtärztlichen Zeitgenossen[1]). Sie begann hier, nicht, wie im Orient, mit Nasenbluten, dem sichern Zeichen unvermeidlichen Todes, sondern es entstanden, bei Männern wie bei Frauen, zu Anfang Geschwülste in den Weichen und in den Achseln von verschiedenem Umfang, bis zur Gröfse eines Apfels oder eines Eies, welche das Volk Pestbeulen (Gavoccioli) nannte. Bald darauf erschienen ähnliche Geschwülste ohne Unterschied an allen Theilen des Körpers, und es zeigten sich schwarze oder blaue Flecke am Arm oder am Oberschenkel wie an allen anderen Stellen, entweder einzeln und grofs, oder klein und dichtgedrängt. Und so wie die Pestbeulen zuerst als ein sicheres Todeszeichen angesehen wurden, so waren es diese Flecken für jeden, der sie bekam[2]). Kein ärztlicher Rath, noch die Kraft einer Arznei brachte Hülfe, sondern es starben fast alle innerhalb der ersten drei Tage, nach dem Erscheinen jener Zeichen, einige früher, andere später, und die meisten ohne alles Fieber[3]) und andere Zufälle. Die Seuche aber griff um so wüthender um sich, da sie sich von den Kranken den Gesunden mittheilte, wie das Feuer trockenen und fettigen Stoffen in seiner Nähe, und selbst das Berühren der Kleider und anderer Ge-

---

[1]) Decameron. Giorn. I. Introd.

[2]) Schwarze Petechien werden von jeher in der Pest für tödtlich gehalten.

[3]) Eine in allen Pestepidemieen gewöhnliche Erscheinung.

genstände, welche von den Verpesteten benutzt worden waren, die Krankheit zu übertragen schien. Nun wurden aber nicht nur Menschen von der Pest angesteckt, sondern auch Thiere erkrankten daran, und starben in kurzer Zeit, wenn sie Sachen von Erkrankten oder Verstorbenen berührt hatten. So sah Boccaccio mit eigenen Augen zwei Schweine auf den Lumpen eines an der Pest Verstorbenen nach kurzem Herumwerfen todt zusammenstürzen, als hätten sie Gift bekommen. An anderen Orten starben Hunde, Katzen, Hühner und andere Thiere schaarenweise durch Pestansteckung[1]), und es ist zu vermuthen, dafs auch andere Thierseuchen sich entwickelten, wenngleich die unkundigen Schriftsteller des vierzehnten Jahrhunderts hierüber schweigen.

In Deutschland wiederholten sich durchweg dieselben Erscheinungen, überall finden sich die untrüglichen Merkmale der morgenländischen Bubonenpest mit unabwendbarer Ansteckung, doch waren hier die Niederlagen bei weitem nicht so grofs, wie in den übrigen Ländern Europa's[2]). Nicht alle Urkunden thun von dem Blutspeien Meldung, der eigenthümlichen Zugabe dieser mörderischen Seuche, doch ist hieraus auf keine erhebliche Milderung oder Veränderung der Krankheit zu schliefsen. Denn es ist hierbei nicht nur die Unvollständigkeit der Chroniken in Anschlag zu bringen, sondern es wird auch einzelnen Angaben durch andere vielfältig widersprochen. So steht den Chroniken von Strafsburg, die nur von Beulen und Drüsen in den Achseln und Weichen berichten[3]), eine andere Angabe entgegen, wonach das

---

[1]) Auger. de Biterris, Vitae Romanor. pontificum, bei Muratori Scriptor. rer. Italic. Vol. III. p. II. p. 556.

[2]) Contin. altera Chronici Guillelmi de Nangis bei d'Acher, Spicilegium sive Collectio veterum scriptorum etc. Ed. de la Barre, Tom. III. p. 110.

[3]) Die lüte sturbent alle an bülen und an trüsen die sich erhubent under den armen und obenen an den beinen. — Jac. v. Kö-

tödtliche Blutspeien in Deutschland vorgekommen ist[1]), diese wird aber dadurch verdächtig, dafs der Berichterstatter den Tod der davon Befallenen bis zum sechsten und achten Tage hinausschiebt, während kein anderer Schriftsteller einen so langen Verlauf des Uebels bestätigt, und selbst in Strafsburg, wo eine Milderung der Pest noch am leichtesten angenommen werden könnte, weil i. J. 1349 nur 16,000 Menschen weggerafft wurden, doch die meisten schon am dritten oder vierten Tage ihren Geist aufgaben[2]). In Oestreich, und hier besonders in Wien, war die Seuche vollkommen so bösartig, wie nur irgendwo, so dafs die Kranken, die rothe Flecke und schwarze Beulen hatten, wie die mit Drüsen Behafteten gegen den dritten Tag starben[3]), und endlich zeigten sich an den Küsten der Nordsee wie in Westphalen plötzliche Todesfälle ohne weitere Entwickelung der Krankheit überaus häufig[4]).

Nach Frankreich kam die Pest südlich von Avignon her, und war hier verheerender, als in Deutschland, so dafs an vielen Orten von zwanzig Einwohnern nur zwei überlebten. Viele wurden wie vom Blitz getroffen, und starben auf der Stelle, und zwar mehr Jugendkräftige, als Alte; mit Drüsen in den Achseln und Weichen brachten die Kranken kaum zwei oder drei Tage zu, und

---

nigshoven, die alteste teutsche so wol allgemeine als insonderheit Elsassische und Strafsburgische Chronicke. Strafsburg. 1698. 4. Cap. 5. §. 86. S. 301.

1) Hainr. Rebdorff, Annales, bei Marq. Freher. Germanicar. rerum Scriptores. Francof. 1624. fol. p. 439.

2) Königshoven, a. a. O.

3) Anonym. Leobiens. Chron. L. VI., bei Hier. Pez, Scriptor. rer. Austriac. Lips. 1721. fol. Tom. I. p. 970. Die genannten Zufälle heifsen hier: rote sprinkel, swarcze erhubenn und druesz under den üchsen und ze den gemächten.

4) Ubb. Emmii rer. Frisiacar. histor. L. XIV. p. 203. Lugd. Bat. 1616. fol.

erschienen diese unheilbringenden Zeichen, so schlossen sie mit der Welt ab, und suchten nur noch Trost in dem Ablafs, den ihnen der Papst Clemens VI. in der Todesstunde verhiefs[1]).

In England erschien das Uebel eben so wie in Avignon mit Blutspeien und mit derselben Tödtlichkeit, so dafs die Kranken, die mit diesem Zufall, oder auch mit Blutbrechen behaftet waren, entweder sogleich, oder in zwölf Stunden, oder höchstens in zwei Tagen dahinstarben[2]). Die Brandbeulen und Drüsen in den Weichen und Achseln erkannte man bald als Verkündiger der tödtlichen Krankheit, und ohne Hoffnung waren die verloren, denen sie in grofser Zahl über den ganzen Körper entstanden. Schnitt man die harten und trockenen Beulen auf, so entquoll ihnen spärlicher Eiter, doch wagte man dies erst zu Ende der Seuche, und rettete damit noch viele Kranke, indem man die Natur zur kritischen Ausscheidung nöthigte. Jeder Ort, den die Kranken berührt hatten, ihr Athem, ihre Kleider verbreiteten die Ansteckung, und wie überall wurden Angehörige und Freunde, die keine Gefahr sehen wollten, oder sie heldenmüthig verachteten, Opfer ihrer Theilnahme. Selbst die Augen der Kranken hielt man für Quellen fernwirkender Verpestung[3]), sei es nun wegen ihres unheimlichen Glanzes oder der Entstellung, die sie in jeder Pest erleiden, oder einer uralten Vorstellung gemäfs, die in dem Blick den Träger dämonischer Bezauberung erkennen wollte. Den Furchtsamen frommte nur selten die Flucht aus verpesteten Städten, denn der Keim des Uebels haftete an ihnen, und sie erkrankten hülflos auf einsamen Landsitzen. So verbreitete sich die Seuche über England mit

---

[1]) Guillelmus de Nangis a. a. O.

[2]) Ant. Wood, Historia et antiquitates Universit. Oxoniens. 2. Voll. compreh. Oxon. 1764. fol. L. I. p. 172.

[3]) Mezeray, Histoire de France, Paris, 1685. fol. T. II. p. 418.

beispielloser Schnelligkeit, nachdem sie zuerst in der Grafschaft Dorset ausgebrochen war, von wo aus sie durch die Grafschaften Devon und Sommerset bis Bristol vordrang, und dann Glocester, Oxford und London erreichte. Wahrscheinlich wurden nur wenige Orte verschont, vielleicht gar keiner, denn die Jahrbücher der Zeitgenossen berichten, im ganzen Lande sei nur der zehnte Einwohner am Leben geblieben[1]).

Von England brachte ein Schiff die Ansteckung nach Bergen, der Hauptstadt von Norwegen, wo die Pest alsdann in ihrer schrecklichsten Form mit Blutbrechen begann, und im ganzen Lande nur den dritten Theil aller Einwohner verschont liefs. Die Seefahrer fanden auf den Schiffen keine Freistätte, und oft sah man Fahrzeuge auf den Wellen treiben und stranden, deren Mannschaft bis auf den Letzten ausgestorben war[2]).

In Polen erkrankten die Verpesteten mit Blutspeien und starben innerhalb weniger Tage in so grofser Anzahl, dafs, wie versichert wird, kaum der vierte Theil der Einwohner übrig blieb[3]).

In Rufsland endlich erschien die Pest erst zwei Jahre später, als im südlichen Europa, und wiederum mit denselben Zufällen, wie überall. Russische Zeitgenossen ha-

---

[1]) Barnes, der nach den Jahrbüchern des vierzehnten Jahrhunderts ein lebendiges Bild der schwarzen Pest in England entworfen hat, bezeichnet die äufseren Pestzufälle mit folgenden Ausdrücken: Knobs or swellings in the groin or under the armpits, called kernels (Bubonen), biles (Pestbeulen), blains (Geschwüre), blisters (Blasen), pimples (Pusteln), wheals or plaguesores (Karbunkeln). The History of Edward III. Cambridge, 1688. fol. p. 432.

[2]) Torfaeus, Historia rerum Norvegicarum. Hafn. 1711. fol. L. IX. c. 8. p. 478. — Dieser Schriftsteller hat nach Pontanus geschrieben, (Rerum danicar. Historia. Amstelod. 1631. fol.), der über die Pest in Dänemark nur das Allgemeine, und nichts von den Zufällen berichtet. L. VIII. p. 476.

[3]) Dlugofs, s. Longini Histor. polonic. L. XII. Lips. 1711. fol. T. I. p. 1086.

ben aufgezeichnet, sie habe mit Frost, Hitze, stechendem Schmerz in den Schultern und im Rücken begonnen, sei von Blutspeien begleitet gewesen, und in zwei, höchstens drei Tagen tödtlich geworden. Erst im Jahre 1360 werden Drüsen am Halse, in den Achseln und in den Weichen erwähnt, die bei anhaltender Fortdauer des Blutspeiens erschienen wären. Nach den Erfahrungen im westlichen Europa kann aber nicht angenommen werden, dafs diese Erscheinungen sich nicht schon früher gezeigt haben sollten[1]).

So viel nach urkundlichen Quellen über die Natur des schwarzen Todes. Die mitgetheilten Beschreibungen enthalten mit wenigen unwesentlichen Ausnahmen alle Zufälle, die in neuerer Zeit in der morgenländischen Pest beobachtet worden sind. Hierüber kann kein Zweifel obwalten, die Thatsachen liegen klar vor Augen. Man erinnere sich aber wohl, dafs diese gewaltige Krankheit nicht immer in derselben Gestalt erscheint, sondern dafs sie bei unverändertem Wesen des Giftes, das sie hervorbringt, und von ihr so reichlich aus dem Körper des Kranken ausgeschieden wird, proteusartig wechselt, von der unscheinbarsten fieberlosen Brandblase, die erst nach einiger Dauer ihr Gift nach dem Innern entsendet, und dann erst Fieber und Bubonen hervorruft, bis zu den mörderischen Formen, wo anthraxartige Entzündungen edele Eingeweide befallen. In einer solchen Form zeigte sich die Pest des vierzehnten Jahrhunderts, denn das sie begleitende Brustleiden, welches in allen Ländern erschien, aus denen uns Nachrichten erhalten worden sind, kann nach aller Vergleichung mit ähnlichen und bekannten Zufällen für kein anderes genommen werden, als für

---

[1]) W. M. Richter, Geschichte der Medicin in Rufsland. Moskwa, 1813. 8. S. 215. — Richter hat seine Nachrichten über den schwarzen Tod in Rufsland handschriftlichen russischen Urkunden entnommen.

den Lungenbrand der neuern Heilkunde[1]), eine Krankheit, die sich gegenwärtig nur einzeln entwickelt, und bei fauliger Entmischung der Säfte sich wahrscheinlich mit Blutflüssen aus den Lungengefäſsen verbindet. Wie nun aber jeder Anthrax, sei er in der Haut, oder in inneren Theilen, den Ansteckungsstoff, der ihn hervorgebracht hat, in reicher Fülle ausbrütet, so muſste in dieser Pest der Athem des Kranken giftschwanger, und eben dadurch die Ansteckungskraft derselben wunderbar gesteigert werden, wonach die Annahme unverwerflich erscheint, daſs bei zunehmender Zahl der Kranken nicht nur einzelne Zimmer und Häuser, sondern ganze Städte verpestet wurden, die überdies im Mittelalter, mit wenigen Ausnahmen, eng zusammengebaut, unrein gehalten und mit sumpfigen Gräben umzogen waren[2]). So konnte mithin den Furchtsamen die Flucht nicht frommen, denn hatten sie auch alle Gemeinschaft mit Kranken und Verdächtigen ängstlich vermieden, so waren ihre Kleider doch schon von verpesteter Luft durchzogen, und jeder Athemzug führte ihnen die Keime der mörderischen Krankheit zu, die in der groſsen Mehrzahl der Körper nur allzuleicht aufgehen. Hierzu kam die gewöhnliche Verbreitung der Pest durch Kleider und Betten und tausend andere Dinge, an denen das Pestgift haftet — eine Verbreitung, die sich bei mangelnder Aufsicht bis ins Unendliche vervielfältigen muſste, und weil Gegenstände dieser Art, dem Zutritt der Luft entzogen, den Ansteckungsstoff nicht nur auf eine unberechenbare Zeit aufbehalten, sondern auch seine Wirksamkeit steigern, und ihn wie ein lebendes Wesen wiedererzeugen, dem ersten

[1]) Man vergleiche hierüber Balling's Abhandlung: „zur Diagnostik der Lungenerweichung," Bd. XVI. H. 3. S. 257. der litt. Annalen der ges. Heilkunde.

[2]) Von Avignon und Paris wird ausdrücklich versichert, die Unreinheit der Straſsen habe die Pest bedeutend vermehrt Raim. Chalin de Vinario, a. u. a. O.

Wüthen der Seuche noch viele Jahre später furchtbare Nachwehen folgen liefs.

Das oft in unbestimmten Ausdrücken, und zuweilen als Blutbrechen erwähnte Magenleiden war ohne Zweifel nur eine untergeordnete Erscheinung, wenn es überhaupt feststeht, dafs wirkliches Blutbrechen stattgefunden habe. Denn die Schwierigkeit, den Magenblutflufs von dem Blutspeien zu unterscheiden, ist für den Nichtarzt schon in gewöhnlichen Fällen nicht unbedeutend, wie sollte sie nicht viel gröfser gewesen sein in einer so entsetzlichen Krankheit, wo die Helfenden nicht nahen durften, ohne den sichern Tod vor Augen zu haben? Nur zwei ärztliche Beschreibungen des Uebels sind auf uns gekommen, die eine von dem heldenmüthigen Guy von Chauliac, die andere von Raimund Chalin de Vinario, einem vielerfahrnen Gelehrten, der sich in der Denkweise seines Jahrhunderts überaus geistreich bewegte. Jener berichtet nur von tödtlichem Bluthusten, dieser neben dem Bluthusten auch von Nasenbluten, Blutharnen und Darmblutflüssen, als Zufällen von so entschiedener und schneller Tödtlichkeit, dafs die Kranken, bei denen man sie beobachtet, schon an demselben oder dem folgenden Tage den Geist aufgegeben hätten[1]).

Dafs das Blutbrechen nicht hier und da vorgekommen sei, vielleicht selbst an manchen Orten vorgewaltet

---

[1]) De Peste Libri tres, opera Jacobi Dalechampii in lucem aediti. Lugduni, 1552. 16. p. 35. — Dalechamp hat an diesem Werke, einem der werthvollsten Denkmäler des vierzehnten Jahrhunderts, nur die Sprache gebessert, und nichts weiter hinzugefügt, als eine Vorrede in Form zweier Briefe. — Raimund Chalin de Vinario lebte zu gleicher Zeit mit Guy von Chauliac zu Avignon, hochberühmt und in sehr glänzenden Verhältnissen. Oft spricht er von Cardinälen und vornehmen Beamten des päpstlichen Hofes, die er behandelt, es ist selbst wahrscheinlich, wenn auch nicht erwiesen, dafs er Arzt Clemens VI. (1342—1352), Innocenz VI. (1352—1362) und Urban V. (1362—1370) gewesen sei. Er und Guy von Chauliac erwähnen einander nirgends.

habe, ist bei Erwägung des Wesens der Krankheit keinesweges in Abrede zu stellen, denn jede faulige Entmischung der Säfte begründet Neigung zu Blutungen aller Art; hier kommt es jedoch auf historische Gewifsheit an, die nach jenen Zweifeln keinesweges feststeht. Wäre nicht dem Blutspeien ein so schleuniger Tod gefolgt, so würden wir gewifs noch von anderen Blutflüssen ausführlichere Nachricht erhalten haben, so jedoch war dem Uebel keine Zeit vergönnt, seine Wirkungen auf die Gefäfsenden weiter zu verbreiten. Nach ihrer ersten Wuth aber ging die Seuche in die gewöhnliche fieberhafte Form der morgenländischen Pest über, es bildeten sich nicht mehr anthraxartige Entzündungen innerer Theile aus, und Blutflüsse wurden so unwesentliche Erscheinungen wie in jeder andern fieberhaften Krankheit.

Chalin, der nicht nur das grofse Sterben von 1348 und die Pest von 1360, sondern auch die von 1373 und 1382 beobachtet hat, spricht aufserdem noch von Halszufällen, und beschreibt die schwarzen Flecken der Pestkranken genügender als alle anderen Zeitgenossen. Jene kamen nur bei wenigen vor, und bestanden in anthraxartiger Entzündung des Schlundes mit erstickender Beschwerde beim Schlucken, wozu bei einigen noch Entzündung der Ohrspeicheldrüsen mit sehr entstellender Geschwulst hinzutrat. Kranke dieser Art waren zwar auch mit Blutspeien behaftet, doch starben sie gewöhnlich erst den sechsten, oder noch später, bis gegen den vierzehnten Tag [1]). Dasselbe Leiden ist bekanntlich auch in anderen Pestseuchen nicht ungewöhnlich, so wie die Blasen an verschiedenen Theilen der Oberfläche des Körpers, in deren Nähe, umgeben von mifsfarbigen und schwarzen Striemen, Drüsen und Brandbeulen entstan-

[1]) A. a. O. p. 205. — Ebendaselbst und p. 32. 36. werden die Pestausschläge mit den gewöhnlichen unbestimmten Ausdrücken erwähnt: Exanthemata viridia, caerulea, nigra, rubra, lata, diffusa, velut signata punctis etc.

den, die Merkmale der Aufnahme des Giftes. Man nannte die striemenförmigen Flecke mit bezeichnender Vergleichung den Gürtel, und hielt diese Erscheinung mit Recht für überaus gefährlich [1]).

3. Ursachen. Verbreitung.

Die Untersuchung der Ursachen des schwarzen Todes bleibt für die Lehre von den Weltseuchen nicht ohne wichtige Ergebnisse, wenngleich sie nicht über das Allgemeine hinausgehen kann, ohne in ein durchaus unbekanntes und bis auf diese Stunde unbearbeitetes Gebiet zu gerathen. Mächtige Umwälzungen in dem Erdorganismus waren vorausgegangen, wir haben von ihnen noch sichere Kunde: Von China bis an den atlantischen Ocean bebte der Erdboden, in ganz Asien und Europa gerieth der Luftkreis in Aufruhr, und gefährdete durch schädliche Einflüsse das Pflanzen- und Thierleben.

Die Reihe dieser grofsartigen Ereignisse begann schon im Jahre 1333, funfzehn Jahre vor dem Ausbruch der Pest in Europa; ihr erster Schauplatz war China. Hier entstand zuerst in den von den Flüssen Kiang und Hoai

---

[1]) „Pestilentis morbi gravissimum symptoma est, quod zonam vulgo nuncupant. Ea sic fit: Pustulae nonnunquam per febres pestilentes fuscae, nigrae, lividae existunt, in partibus corporis a glandularum emissariis seiunctis, ut in femore, tibia, capite, brachio, humeris, quarum fervore et caliditate succi corporis attracti, glandulas in traiectione replent, et attollunt, unde bubones fiunt atque carbunculi. Ab iis tanquam solidus quidam nervus in partem vicinam distentam ac veluti convulsione rigentem producitur, puta brachium vel tibiam, nunc rubens, nunc fuscus, nunc obscurior, nunc virens, nunc Iridis colore, duos vel quatuor digitos latus. Huius summo, qua desinit in emissarium, plerumque tuberculum pestilens visitur, altero vero extremo, qua in propinquum membrum porrigitur, carbunculus. Hoc scilicet malum vulgus zonam cinctumve nominat, periculosum minus, cum hic tuberculo, illic carbunculo terminatur, quam si tuberculum in capite solum emineat." p. 198.

durchströmten Länderstrichen eine versengende Dürre, begleitet von einer Hungersnoth. Hierauf folgten in und um King-sai, der damaligen Hauptstadt des Reiches, so gewaltige Regengüsse, dafs der Sage nach über 400,000 Menschen in den überfluthenden Wassern umkamen. Endlich stürzte der Berg Tsincheou ein, und es entstanden grofse Erdrisse. Im folgenden Jahre (1334) wurde, mit Uebergehung fabelhafter Ueberlieferungen, die Umgegend von Canton von Ueberschwemmungen heimgesucht, während in Tche nach einer beispiellosen Dürre eine Pest entstand, die an fünf Millionen Menschen weggerafft haben soll. Wenige Monate darauf erfolgte in und um King-sai ein Erdbeben, und nach dem Einsturz des Gebirges Ki-ming-chan bildete sich ein See von mehr als hundert Stunden im Umfange, wobei wiederum Tausende ihr Grab fanden. In Hou-kouang und Honan währte eine Dürre fünf Monate lang, unabsehbare Heuschreckenschwärme verheerten die Felder, und Noth und Seuchen blieben nicht aus. Zusammenhängende Nachrichten über den Zustand Europa's vor der grofsen Katastrophe kann man vom vierzehnten Jahrhundert nicht erwarten, auffallend ist es aber, dafs gleichzeitig mit einer Dürre und neuen Ueberschwemmungen in China im Jahre 1336 viele ungewöhnliche Lufterscheinungen und im Winter häufige Gewitter im nördlichen Frankreich beobachtet wurden, und dafs schon in dem verhängnifsvollen Jahre 1333 der Aetna einen Ausbruch machte [1]). Nach chinesischen Jahrbüchern sollen 1337 in der Gegend von Kiang vier Millionen Menschen durch eine Hungersnoth umgekommen sein, und Ueberschwemmungen, Heuschreckenschwärme und ein sechstägiges Erdbeben

[1]) v. Hoff, Geschichte der natürlichen Veränderungen der Erdoberfläche. Bd. II. Gotha 1824. 8. S. 264. — Diesem Ausbruch folgten in diesem Jahrhundert keine spätern, weder vom Aetna noch vom Vesuv.

ben unglaubliche Verwüstungen bewirkt haben. In demselben Jahre erschienen in Franken die ersten Heuschrekkenschwärme, denen in den nächsten Jahren unzählige folgten. 1338 wurde King-sai von einem zehntägigen Erdbeben heimgesucht — zu gleicher Zeit litt Frankreich durch eine Mifserndte — und von jetzt an bis 1342 wechselten in China Ueberschwemmungen, Erdbeben und Hungersnoth mit einander ab. Dasselbe Jahr zeichnete sich auch in den Rheingegenden und Frankreich durch grofse Ueberschwemmungen aus, die man nicht blofs dem Regen zuschreiben konnte; denn aller Orten, selbst auf den Gipfeln der Berge, sah man Quellen hervorrieseln, und trockene Gegenden wurden auf unerklärliche Weise unter Wasser gesetzt. Im folgenden Jahre stürzte in China der Berg Hong-tchang zusammen, und es entstand danach eine zerstörende Wasserfluth; auch folgten auf einen dreimonatlichen Regen in Pien-tcheou und Leangtcheou unerhörte Ueberschwemmungen, die sieben Städte verwüsteten. In Aegypten und Syrien entstanden gewaltige Erdbeben, und in China wurden diese von jetzt an immer häufiger, denn sie wiederholten sich 1344 in Ventcheou, wo in Folge davon das Meer übertrat, 1345 in Ki-tcheou, und in den beiden folgenden Jahren in Canton mit unterirrdischem Donner. Dazwischen kamen wieder Ueberschwemmungen und Hungersnoth hier und da vor, nach 1347 aber beruhigte sich in China das Toben der Elemente [1]).

Erst 1348 traten in Europa die Zeichen des tellurischen Aufruhrs ein, nachdem die zwischenliegenden Länderstriche Asiens wahrscheinlich auf gleiche Weise heimgesucht worden waren. Auf der Insel Cypern war die Pest von Osten her schon hereingebrochen, als ein Erdbeben die Grundfesten der Insel erschütterte, begleitet von einem so furchtbaren Orkan, dafs die Einwohner, die ihre muhamedanischen Sklaven getödtet hatten, um

[1]) Deguignes a. a. O. p. 226; nach chinesischen Quellen.

nicht von ihnen selbst unterjocht zu werden, in sinnlosem Schrecken hierhin und dorthin flohen. Das Meer fluthete über, die Schiffe zerschellten an den Felsen, und wenige überlebten das wunderbare Ereignifs, wodurch dies blühende Eiland einer Wüste gleich verödet wurde. Vor dem Erdbeben hatte ein verpestender Wind einen so giftigen Geruch verbreitet, dafs viele Einwohner, davon überwältigt, zu Boden stürzten und in grausem Todeskampfe ihre Seele aushauchten [1]).

Diese Erscheinung ist eine der seltensten, die je wahrgenommen worden, denn nichts ist beständiger, als die Mischung des Luftmeers, — von keiner Seite hat die Natur das organische Leben sorgsamer gesichert; nie haben Naturforscher fremdartige Stoffe in der Atmosphäre aufgefunden, die, mit sinnlichen Merkmalen begabt und von Winden getragen, Krankheit erregend über ganze Welttheile, von Land zu Land sich verbreitet hätten, wie vom Jahr **1348** erzählt wird. Um so mehr haben wir zu bedauern, dafs in dieser aufserordentlichen Zeit, die bei tiefem Stande der Wissenschaften überaus arm an guten Beobachtern war, so wenig Zuverlässiges über jene ungewöhnlichen Vorgänge im Luftmeer aufgezeichnet worden ist. Doch sagen deutsche Nachrichten ausdrücklich, ein dicker, riechender Nebel sei von Osten herangezogen und habe sich über Italien verbreitet [2]); auch konnte man

---

[1]) Ebend. p. 225.

[2]) So waren auch viel Hewschrecken gewesen, die der Wind mit einem Sturm ins Meer geworffen, und darnach das Wasser wider todt aufsgeschlagen hatte, davon ein böser fauler stanck entstanden, daher die Lufft sehr vergifftet worden, und hat man klar am Himel gesehen, wie sich ein grawsamer, zuvor ungewöhnlicher Nebel, von Morgen am Himel hergezogen, und in Welschland nidergelassen. Mansfeldische Chronica, durch M. Cyriac. Spangenberg. Eisleben 1572. fol. Cap. 287. fol. 336 b. — Vergl. Staind. Chron. (?) bei Schnurrer: („Ingens vapor magnitudine horribili boreali movens regionem, magno adspicientium terrore dilabitur."), und Ad. v. Lebenwaldt, Land-

sich wohl über eine so handgreifliche Erscheinung nicht täuschen, — die Glaubwürdigkeit schlichter Ueberlieferungen, mögen sie auch physikalischer Forschung wenig genügen, kann bei Erwägung des Zusammenhanges der Ereignisse schwerlich in Zweifel gezogen werden. Denn gerade jetzt war das Erdbeben allgemeiner, als je in historischen Zeiten; an tausend Stellen öffneten sich Abgründe, aus denen schädliche Dünste emporstiegen, und wie denn natürliche Vorgänge ins Wunderbare verkehrt werden, so ging die Sage von einer feurigen Dunstkugel, die im fernen Osten sich zur Erde herabgesenkt, in einem Umkreis von mehr als hundert Stunden alles Lebende vernichtet und die Luft weit und breit verpestet habe [1]). Hierzu kamen die Folgen unzählbarer Ueberschwemmungen; grofse Flufsgebiete waren in Sümpfe verwandelt worden, aller Orten erhoben sich faule Dünste, verstärkt durch den Geruch verwesender Heuschrecken, die vielleicht nie in dichteren Schwärmen die Sonne verfinstert hatten [2]), so wie zahlloser Leichen, die man selbst nicht in den wohlgeordneten Städten Europa's dem Anblick der Lebenden rasch genug zu entziehen wufste. Es ist also wahrscheinlich, dafs die Atmosphäre in grofser Ausdehnung fremdartige, sinnlich erkennbare Beimischungen erhielt, die wenigstens in den niederen Regionen nicht zer-

---

Stadt- und Hausarzneybuch, Nürnberg 1695. fol. S. 15., der von einem schwarzen, dicken Dampfe spricht, welcher auch die Erde bedeckte. Chalin drückt sich hierüber folgendermafsen aus: „Coelum ingravescit, aër impurus sentitur: nubes crassae ac multae luminibus coëli obstruunt, immundus ac ignavus tepor hominum emollit corpora, exoriens sol pallescit." p. 50.

[1]) Mezeray, Histoire de France. Tom. II. (Paris 1685. fol.) p. 418. Vergl. Oudegheerst, Chroniques de Flandres. Anvers 1571. 4. Chap. 175. fol. 297 b.

[2]) Sie verbreiteten sich über die meisten Länder, aus denen wir Nachrichten erhalten haben, in der Richtung von Osten nach Westen. Anonym. Leobiens. Chron. a. a. O.

setzt oder bis zur Unwirksamkeit zertheilt werden konnten. Wenden wir uns aber zurück zu den Zufällen der Krankheit, so beweist die brandige Lungenentzündung, dafs die Werkzeuge des Athmens dem Angriffe eines atmosphärischen Giftes erlagen, eines Giftes, das — geben wir die selbstständige Entwickelung der schwarzen Pest an irgend einer Stelle des Erdkreises zu, an welcher unter so aufserordentlichen Umständen schwerlich zu zweifeln sein möchte — die Wege des Kreislaufes so feindlich ergriff, wie nur irgend das Milzbrandgift und andere thierische Contagien, welche die Lymphdrüsen zur Anschwellung und Entzündung bringen.

Verfolgen wir nun den Gang der grofsartigen Umwälzungen weiter, so erhalten wir Kunde von einem Erdbeben ohne Beispiel, das am 25. Januar 1348 Griechenland, Italien und die angränzenden Länder erschütterte. Neapel, Rom, Pisa, Bologna, Padua, Venedig und viele andere Städte litten bedeutend, ganze Ortschaften versanken, Burgen, Häuser und Kirchen stürzten zusammen, und Hunderte von Menschen wurden unter Trümmern begraben [1]). In Kärnthen fielen dreifsig Ortschaften und alle Kirchen zusammen, mehr als tausend Leichen wurden unter dem Schutt hervorgezogen, die Stadt Villach wurde so von Grund aus zerstört, dafs nur wenige Einwohner sich retteten, und als der Boden aufhörte zu schwanken, sah man Berge von ihrer Stelle gerückt und viele Dörfer verschüttet [2]). Bei diesem Erdbeben soll der Wein in den Fässern trübe geworden sein, eine Angabe, die den Beweis stattgefundener entmischender Luftveränderungen darbietet; hätten wir aber auch keine andere Nachricht, aus der die Anregung widerstreitender Naturkräfte wäh-

---

[1]) Giov. Villani, Istorie Fiorentine, L. XII. c. 121. 22.; bei Muratori T. XIII. p. 1001. 2. — Vergl. Barnes a. a. O. p. 430.

[2]) J. Vitoduran. Chronicon, bei Füfsli, Thesaurus Histor. Helvet. Tigur. 1735. fol. p. 84.

rend dieser Erschütterungen hervorgehen könnte, so ist in neuerer Zeit durch wissenschaftliche Beobachtungen dargethan worden, daſs das Verhältniſs der Atmosphäre zum Erdkörper durch vulkanischen Einfluſs sich ändert: wie sollte hieraus nicht auf jene auſserordentlichen Ereignisse zurückgeschlossen werden können? Wir wissen aber noch auſserdem, daſs während dieses Erdbebens, dessen Dauer von einigen auf acht, von anderen selbst auf vierzehn Tage angegeben wird, die Menschen eine ungewöhnliche Betäubung und Kopfschmerz empfanden, viele sogar ohnmächtig wurden[1]). Bis in die Gegend von Basel erstreckten sich die zerstörenden Erderschütterungen[2]), und sie wiederholten sich bis gegen 1360 in ganz Deutschland, Frankreich, Schlesien, Polen, England und Dänemark, und weiter hinauf im hohen Norden[3]). Groſse und seltene Meteore erschienen an vielen Orten, und wurden mit dem Grausen des Aberglaubens angestaunt; eine Feuersäule, die am 20. December 1348 bei Sonnenaufgang eine Stunde lang über dem Pallaste des Papstes in Avignon stand[4]), und eine Feuerkugel, die im August desselben Jahres bei Sonnenuntergang über Paris gesehen wurde, und sich vor ähnlichen Erscheinungen durch längere Dauer auszeichnete[5]), anderes nicht zu erwähnen, was die Chroniken

---

[1]) Albert. Argentiniens. Chronic., bei Urstis. Scriptor. rer. Germanic. Francof. 1585. fol. P. II. p. 147. — Vergl. Chalin a. a. O

[2]) Petrarch. Opera. Basil. 1554. fol. p. 210. — Barnes a. a. O. p. 431.

[3]) „Un tremblement de terre universel, mesme en France et aux pays septentrionaux, renversoit les villes toutes entières, déracinoit les arbres et les montagnes, et remplissoit les campagnes d'abysmes si profondes, qu'il sembloit que l'enfer eût voulu engloutir le genre humain." — Mezeray a. a. O. p. 418. — Barnes p. 431.

[4]) Villani, a. a. O. c. 119. p. 1000.

[5]) Guillelm. de Nangis, Cont. alt. Chron. a. a. O. p. 109.

dieses Jahrhunderts, vermischt mit wundersamen Sagen und Deutungen, darbieten.

Schon 1345 und früher begannen in Europa die Vorzeichen dieser Erschütterungen: die Ordnung der Jahreszeiten schien verändert, Regen, Ueberschwemmungen, Mifswachs waren so allgemein, dafs nur wenige Gegenden verschont blieben, und wenn ein Geschichtschreiber dieses Jahrhunderts versichert, es wäre Ueberflufs in den Scheunen und Vorrathskammern gewesen [1]), so widerstreiten ihm einstimmig alle seine Zeitgenossen. Bald wurden die Folgen des Mifswachses fühlbar, besonders in Italien und den angränzenden Ländern, wo in dem genannten Jahre ein vier Monate anhaltender Regen die Saaten verdorben hatte. In den gröfseren Städten mufste man schon im Frühjahr 1347 zu Brotvertheilungen unter die Armen schreiten, namentlich in Florenz, wo man grofse Bäckereien errichtete, aus denen im April täglich 94,000 Portionen Brot zu zwölf Unzen verabreicht wurden [2]); aber es liegt am Tage, dafs die Menschenliebe die allgemeine Noth nur hier und da zu lindern, ihr aber nicht ganz zu steuern vermochte. Krankheiten, die unabwendbaren Folgen der Hungersnoth, brachen auf dem Lande wie in den Städten aus, Kinder starben vor Hunger in den Armen ihrer Mütter, Mangel, Elend, Verzweiflung waren allgemein in der ganzen Christenheit [3]).

Dies sind die Ereignisse vor dem Ausbruche der schwarzen Pest in Europa. Die Zeitgenossen haben sie nach ihrer Art gedeutet, und haben damit, wie unter ähnlichen Umständen ihre späten Nachkommen, den Beweis gegeben, dafs den Sterblichen weder die Sinne noch hin-

---

[1]) Ebend. p. 110.

[2]) Villani, a. a. O. c. 72. p 954.

[3]) Anonym. Istorie Pistolesi, bei Muratori, T. XI. p. 524. „Ne gli anni di Chr. 1346 et 1347 fu grandissima carestia in tutta la christianità, in tanto che molta gente moria di fame e fue grande mortalità in ogni paese del monde.“

reichende Geistesschärfe zu Gebote stehen, die Regungen des Erdorganismus in ihren Erscheinungen, geschweige denn in ihren Wirkungen wissenschaftlich zu erkennen. Der Aberglaube, die Selbstsucht in tausend Gestalten, der Dünkel der Schulen bemächtigen sich einzelner Wahrnehmungen; sie wähnen in dem Einzelnen das Ganze zu erfassen, und ahnen nicht den Weltgeist, der die Triebfedern alles Seins in innigem Verein mächtiger Naturkräfte belebt, und keine Erscheinung aus vereinzelten Ursachen entstehen läfst. Fünf Jahrhunderte nach jenem Zeitalter der Zerstörung die Ursachen eines kosmischen Aufruhrs, der in gleicher Ausdehnung nie wiedergekehrt ist, zu deuten, die Einflüsse wissenschaftlich zu bezeichnen, die in den Leibern der Menschen und Thiere ein so furchtbares Gift hervorriefen, geht über menschliche Einsicht. Vermögen wir selbst jetzt nicht, mit allen Hülfsmitteln einer vielseitigen Naturlehre, die Zustände der Atmosphäre anzugeben, durch welche Seuchen hervorgebracht werden, so dürfen wir um so weniger Rückschlüsse von dem neunzehnten auf das vierzehnte Jahrhundert versuchen; betrachten wir aber die Vorgänge in ihrer Allgemeinheit, so giebt uns dieses Jahrhundert gehaltvolle, für alle Zeiten hochwichtige Lehren. Deutlich offenbart sich in dem Fortschreiten zusammenhängender Naturwirkungen von Osten nach Westen jenes grofse Naturgesetz, das in dem Leben des Erdorganismus, wie in dem davon abhängigen Leben der Völker, schon oft und augenfällig hervorgetreten ist. Im innersten Schoofse der Erde war im Jahre 1333 die Anregung gegeben, die in unablässiger Aufeinanderfolge sechsundzwanzig Jahre hindurch bis an die westlichen Meeresufer Europa's die Erdoberfläche erschütterte. Gleich anfangs nahm der Luftkreis Theil an den tellurischen Erschütterungen: Atmosphärische Wasser überflutheten die Länder, oder versengender Brand liefs Pflanzen und Thiere verschmachten. Die Insectenwelt wurde wunderbar belebt, es schien, als sollte das Lebende die Zerstörung vollenden, welche die astralischen und tellurischen Kräfte begonnen hatten. So gewann dies grause Werk der Natur von Jahr zu Jahr gröfsere Ausdehnung, es war eine fortschreitende Anstekkung der Zonen, die über und unter der Erde ihre mächtigen Schwingen regte, und schon in den ersten Jahren des tellurischen Aufruhrs in China, erkennbar an leichteren Vorbedeutungen, den ganzen Erdball durchzuckte.

Die Natur der ersten Seuchen in China ist unbekannt; wir haben erst sichere Kunde von der Krankheit, nachdem sie schon in die westlichen Länderstriche Asiens eingedrungen war. Hier zeigte sie sich als die morgenländische Pest mit Lungenbrand, als welche sie vielleicht auch in China begonnen haben mochte, d. h. als ein Uebel, welches sich mehr als irgend ein anderes durch Ansteckung verbreitet, eine Ansteckung, die in gewöhnlichen Pestseuchen die unmittelbare Berührung, und nur unter seltenen ungünstigen Umständen die blofse Nähe des Kranken erfordert. Gewifs war der Antheil dieser Ursache an der Verbreitung der Pest über den ganzen Erdkreis ein überaus wichtiger, und die Vermuthung, der schwarze Tod hätte vom westlichen Europa durch gute Maafsregeln, ähnlich den jetzt erprobten, abgehalten werden können, würde alle Gründe der neuern Erfahrung für sich haben, wenn irgend zu beweisen wäre, dafs diese Seuche wirklich aus dem Orient hereingebracht worden sei, oder dafs die morgenländische Pest überhaupt, so oft sie in Europa sich gezeigt, jedesmal in Asien oder Aegypten ihren Ursprung genommen habe. Ein solcher Beweis kann aber auf keine Weise überzeugend geführt werden, denn er würde durch die unmögliche Voraussetzung bedingt werden, dafs entweder in den Kulturverhältnissen der europäischen Völker in den ältesten und in den neueren Zeiten kein wesentlicher Unterschied statt finde, oder dafs Schädlichkeiten, die nur erst der Entwilderung der menschlichen Gesellschaft und dem regelmäfsigen Anbau der Länder gewichen sind, ehedem die Bubonenpest nicht unterhalten konnten. Die Pest war vielmehr in Europa, bevor noch Handel und gesellschaftlicher Verkehr die Völker vereinte [1]); es ist daher mit Grund zu vermuthen, dafs sie sich durch rohe Lebensweise und die Unkultur des Bodens selbstständig entwickelt hat, Einflüsse, welche die Entstehung schwerer Krankheiten recht eigentlich begünstigen. Nun brauchen wir nicht einmal in die früheren Jahrhunderte zurückzugehen, denn das vierzehnte selbst zählte vor seiner Mitte bereits fünf oder sechs Pestseuchen [2]). Erwägen wir daher die Eigenthümlichkeit der Pest, dafs sie in den Ländern, die sie einmal heimgesucht hat, noch eine längere Zeit in milderen Formen fortdauert, und dafs die epidemischen Einflüsse von 1342, wo sie sich zum letztenmale gezeigt hatte, bis 1348 ihrem stillen Fortwuchern überaus günstig waren, so ergiebt sich die Annahme, dafs auch in diesem verhängnifsvollen Jahre Keime der Pest im südlichen Europa vorhanden waren, welche durch atmosphärische Schädlichkeiten geweckt werden konnten, dafs also der schwarze Tod, wenigstens zum Theil, in Europa selbst entstanden sei. Die Verderbnifs des Luftmeers kam von Osten, aber die Krankheit selbst kam nicht auf den Flügeln des Windes, sondern sie wurde von der Atmosphäre nur angeregt und vergröfsert, wo sie schon vorhanden war.

Dieser Ursprung der schwarzen Pest war jedoch nicht der alleinige. Denn noch viel mächtiger als die Anregung schon vorhandener Pest durch atmosphärischen Einflufs wirkte die Ansteckung der Völker unter einan-

---

[1]) Nach Papon verliert sich ihre Entstehung in den Urzeiten, und vor der christlichen Zeitrechnung haben schon viele nachweisbare Pestepidemieen statt gefunden. De la peste, ou époques mémorables de ce fléau, et les moyens de s'en préserver. T. II. Paris, an 8 de la rép. 8.

[2]) 1301 im südlichen Frankreich, 1311 in Italien, 1316 in Italien, Burgund und im nördlichen Europa; 1335, dem Heuschreckenjahre, im mittleren Europa, 1340 in Oberitalien, 1342 in Frankreich, und 1347 in Marseille und auf den meisten grofsen Inseln des mittelländischen Meeres. Ebend. T. II. p. 273.

der auf den grofsen Heerstrafsen und in den Häfen des mittelländischen Meeres. Von China ging der Zug der Karavanen durch Mittelasien im Norden des kaspischen Meeres bis nach Taurien; hier harreten Schiffe, um die Erzeugnisse des Orients nach Konstantinopel zu bringen, der Hauptstadt des Handels und dem Mittelpunkt der Verbindung von Asien, Europa und Afrika [1]). Andere Züge gingen aus Indien nach Kleinasien, und berührten die Städte im Süden des kaspischen Meeres, und endlich von Bagdad aus über Arabien nach Aegypten; auch war die Schifffahrt auf dem rothen Meere von Indien nach Arabien und Aegypten nicht unerheblich. In allen diesen Richtungen bahnte sich die Ansteckung ihre Wege, und ohne Zweifel sind Konstantinopel und die kleinasiatischen Häfen als die Heerde der Verpestung anzusehen, von denen diese nach entfernten Hafenstädten und Inseln ausstrahlte. Nach Constantinopel war die Pest von den Nordküsten des schwarzen Meeres gebracht worden [2]), nachdem sie bereits die Länder zwischen jenen Handelsstrafsen entvölkert hatte, und schon 1347 zeigte sie sich in Cypern, Sicilien, Marseille und einigen Hafenstädten Italiens; die übrigen Inseln des mittelländischen Meeres, besonders Sardinien, Corsica und Majorca, wurden eine nach der andern heimgesucht. An der ganzen Südküste Europa's waren also Heerde der Ansteckung bereits in voller Wirksamkeit, als die Seuche im Januar 1348 in Avignon [3]) und in anderen südfranzösischen und norditalischen Städten, so wie in Spanien erschien. Die Tage ihres Ausbruchs in den einzelnen Ortschaften sind nicht mehr auszumitteln; aber gleichzeitig war dieser nicht, denn in Florenz erschien die Krankheit zu Anfang April [4]),

---

[1]) Vergl. Deguignes a. a. O. p. 228.

[2]) Nach der allgemeinen byzantinischen Bezeichnung „aus dem Lande der hyperboräischen Scythen." Kantakuzen. a. a. O.

[3]) Guid. Cauliac. a. a. O.

[4]) Matt. Villani, Istorie, bei Muratori, T. XIV. p. 14.

in Cesena den 1. Juni [1]), und das ganze Jahr über wurde ein Ort nach dem andern ergriffen, so dafs die Seuche, nachdem sie ganz Frankreich und Deutschland, wo sie jedoch erst im folgenden Jahre ihre gröfsten Verheerungen machte, durchwandert hatte, erst im August in England ausbrach, wo sie denn auch nur so allmählig fortschritt, dafs sie erst drei Monate später London erreichte [2]). Die nordischen Reiche wurden von ihr 1349, und zwar Schweden erst im November dieses Jahres, befallen, also fast zwei Jahre nach ihrem Ausbruch in Avignon [3]). Polen erhielt die Seuche im Jahre 1349 wahrscheinlich aus Deutschland [4]), wo nicht aus den nordischen Ländern, in Rufsland aber zeigte sie sich erst 1351, länger als drei Jahre nach ihrem Ausbruch in Konstantinopel. Anstatt von Taurien und vom kaspischen Meere nordwestlich vorzudringen, hatte sie also den grofsen Umweg vom schwarzen Meere über Konstantinopel, das südliche und mittlere Europa, England, die nordischen Reiche und Polen gemacht, bevor sie die moskowitischen Gauen erreichte, eine Erscheinung, die bei späteren, aus Asien stammenden Weltseuchen nicht wieder vorgekommen ist.

Ob zwischen der vorhandenen, durch atmosphärische Einwirkung angeregten, und der durch Ansteckung hereingebrachten Pest Unterschiede statt gefunden haben, ist aus den Thatsachen nicht mehr zu ergründen; denn die Zeitgenossen, die überhaupt genaueren Untersuchungen dieser Art nicht gewachsen waren, haben darüber keine Angaben hinterlassen. Eine mildere und eine bösartigere Form war allerdings vorhanden, und jene hatte sich wohl

---

[1]) Annal. Caesenat. Ebend. p. 1179.

[2]) Barnes, a. a. O.

[3]) Olof Dalin's Svea-Rikes historie. III Bnde. Stockholm 1747—61. 4. Bd. II. C. 12. S. 496.

[4]) Dlugoss. Histor. Polon. L. IX. p. 1086. T. I. Lips. 1711. fol.

nicht immer aus dieser herausgebildet, wie daraus zu vermuthen ist, dafs das Blutspeien, das untrügliche Merkmal der letzten, bei dem ersten Ausbruche der Seuche nicht gleichmäfsig in allen Berichten erwähnt wird, und nun ist es wahrscheinlich, dafs die mildere der einheimischen, die bösartige der durch Ansteckung hereingebrachten Pest angehöre. Die Ansteckung aber war an sich nur eine von den vielen Ursachen, welche die schwarze Pest hervorriefen; diese Krankheit war, wenn irgend eine, kosmischen Ursprungs, eine Folge mächtiger Regungen des Erdorganismus. Eine Triebfeder setzte zur Vernichtung lebender Wesen tausend andere in Bewegung, vergängliche oder nachhaltige, nah- oder fernwirkende; — die mächtigste von allen war die Ansteckung, denn in den fernsten Ländern, die kaum noch den Nachhall der ersten Erschütterung vernommen hatten, erlagen die Völker der organischen Vergiftung, der Ausgeburt in Aufruhr gerathener Lebenskräfte.

4. Menschenverlust.

Die Verheerungen der schwarzen Pest zu beurtheilen, haben wir keinen sichern Mafsstab, wenn Zahlenverhältnisse verlangt werden, wie in neueren Zeiten. Man versetze sich einen Augenblick zurück in das vierzehnte Jahrhundert. Die Völker waren noch wenig entwildert. Die Kirche hatte sie wohl gebändigt, aber sie litten alle an den Nachwehen ursprüglicher Rohheit. Die Herrschaft der Gesetze war noch nicht befestigt, noch überall hatten die Fürsten mächtige Feinde der innern Ruhe und Sicherheit zu bekämpfen; die Städte waren Festungen zu eigener Nothwehr, an den Wegen lagerten Raubritter, der Landmann war Lehnsknecht, ohne eigenen Besitz, Rohheit allgemein, Menschlichkeit noch nicht in der Sinnesart der Völker. Die Scheiterhaufen der Hexen und Ketzer loderten hoch auf, sanfte Herrscher erschienen schwach, überall wilde Leidenschaften, Härte, Grausamkeit; — Menschenleben hatte geringen Werth, die Staaten kümmerten sich nicht um die Zahl ihrer Unterthanen, für deren Wohl zu sorgen ihnen oblag. Das erste Erfordernifs also, um den Menschenverlust zu ermessen, die Kenntnifs der Volkszahl, geht uns durchaus ab, und nun sind wiederum die überlieferten Angaben dieses Verlustes so ungenau, dafs auch von dieser Seite nur Raum bleibt für ungefähre Vermuthungen.

Kairo verlor während der gröfsten Wuth der Seuche täglich 10- bis 15,000 Menschen, so viel als hier in neuerer Zeit grofse Pesten im Ganzen weggerafft haben. In China sollen über dreizehn Millionen gestorben sein, und dem entsprechen die gewifs übertriebenen Berichte aus dem übrigen Asien. Indien wurde entvölkert, die Tartarei, das tartarische Reich Kaptschak, Mesopotamien, Syrien, Armenien waren mit Leichen bedeckt, die Kurden flohen, ohne Rettung zu finden, in die Berge, Caramanien und Cäsarea starben aus; an den Wegen, auf den Lagerplätzen, in den Caravanserai's sah man nur unbeerdigte Todte, und nur einige Städte (arabische Geschichtschreiber nennen Maara el nooman, Schisur und Harem) blieben auf unerklärbare Weise frei. In Aleppo starben täglich 500, in Gaza innerhalb sechs Wochen 22,000 Menschen und die meisten Thiere; Cypern verlor fast alle seine Einwohner [1]), und oft sah man im mittelländischen Meere, wie später in der Nordsee, Schiffe ohne Lenker umhertreiben, die die Pest verbreiteten, wo sie auf den Strand geriethen [2]). Dem Papste Clemens in Avignon wurde berichtet, im ganzen Orient, wahrscheinlich mit Ausnahme von China, wären 23,840,000 Menschen von der Pest weggerafft worden [3]). Die Genauigkeit dieser Angabe könnte Verdacht erregen, wenn man sich der

---

1) Deguignes a. a. O. p. 223 f.

2) Matt. Villani, Istorie, a. a. O. p. 13.

3) Knighton, bei Barnes, a. a. O. p. 434.

Begebenheiten des vierzehnten und funfzehnten Jahrhunderts erinnert. Wie hätten so grofse Kriege geführt, so gewaltige Anstrengungen unternommen, das griechische Kaiserthum nur hundert Jahre später gestürzt werden können, wenn die Völker wirklich so ganz aufgerieben gewesen wären? Aber die Erfahrung, dafs die Paläste der Fürsten den Seuchen weniger zugänglich sind, und dafs an wichtigen Orten die Einwanderung aus verschonteren Gegenden selbst die gröfsten Verluste bald ersetzt, macht diese Nachricht glaublich; sie erinnert uns auch, dafs mit den todten Zahlen ohne eindringende Kenntnifs des Wesens der menschlichen Gesellschaft nicht eben viel gethan ist. Wir wollen uns darauf beschränken, einige der zuverlässigeren Nachrichten aus europäischen Städten aufzuführen:

In Florenz starben an der schwarzen Pest: 60,000 [1])
In Venedig . . . . 100,000 [2])
In Marseille in einem Monat . . . . . 16,000 [3])
In Siena . . . . 70,000 [4])
In Paris . . . . 50,000 [5])
In St. Denys . . . . 14,000 [6])
In Avignon . . . . 60,000 [7])
In Strafsburg . . . . 16,000 [8])

---

[1]) Jo. Trithem. Annal. Hirsaugiens. (Monast. St. Gall. Hirsaug. 1690. fol.) T. II. p. 296. — Nach Boccaccio a. a. O. 100,000; nach Matt. Villani a. a. O. p. 14. 3 von 5.

[2]) Odoric. Raynald. Annal. ecclesiastic. Colon. Agripp. 1691. fol. Vol. XVI. p. 280.

[3]) Vitoduran. Chronic. bei Füfsli a. a. O.

[4]) Tromby, Storia de S. Brunone e dell' ordine Cartusiano. Vol. VI. L. VIII. p. 235. Napol. 1777. fol.

[5]) Barnes, p. 435.

[6]) Ebend.

[7]) Baluz. Vitae Papar. Avenionens. Paris 1693. 4. Vol. I. p. 316. — Nach Rebdorf, bei Freher a. a. O. in der schlimmsten Zeit täglich 500.

[8]) Königshoven a. a. O.

In Lübeck starben an der schwarzen Pest:	9,000 [1])
In Basel	14,000
In Erfurt wenigstens	16,000
In Weimar	5,000 [2])
In Limburg	2,500 [3])
In London wenigstens	100,000 [4])
In Norwich	51,100 [5])
Hierzu kamen:	
Barfüfser Mönche in Deutschland	124,434 [6])
Minoriten in Italien	30,000 [7]).

---

[1]) Nach Reimar Kork von Pfingsten bis Michaelis 1350, 80 bis 90,000, worunter 11 Rathsmitglieder und der Bischof Johann IV. Siehe: Joh. Rud. Becker, Umständliche Geschichte der Kais. und des H. R. R. freien Stadt Lübeck. Lübeck 1782, 84, 1805. 3 Bde. 4. Bd. I. S. 269. 71. Wiewohl Lübeck damals in seiner gröfsten Blüthe war, so erscheint diese Angabe, mit der die von Paul Lange übereinstimmt, doch übertrieben. (Chronic. Citizense, bei J. Pistorius, Rerum Germanic. Scriptores aliquot insignes, cur. Struve. Ratisb. 1626. fol. p. 1214.) Wir haben daher die geringere eines Ungenannten: Chronic. Sclavic. bei Erpold. Lindenbrog, Scriptores rerum Germanic. septentrional. vicinorumque populor. diversi, Francof. 1630. fol. p. 225., und Spangenberg's a. a. O. gewählt, mit der nur wieder die Versicherung beider Schriftsteller, es wären am 10. August 1350 15 oder 1700 (nach Becker 2500) Menschen gestorben, nicht übereinstimmt. — Vergl. Chronik des Franciskaner Lesemeisters Detmar, nach der Urschrift und mit Ergänzungen aus anderen Chroniken herausgeg. von F. H. Grautoff. Hamburg 1829. 30. 8. Th. I. p. 269. Anhang: p. 471.

[2]) Förstemann, Versuch einer Geschichte der christlichen Geifslergesellschaften, in Stäudlin's u. Tzschirner's Archiv für alte und neue Kirchengeschichte. Bd. III. 1817.

[3]) Limburger Chronik, herausg. von C. D. Vogel. Marburg 1828. 8. S. 14.

[4]) Barnes a. a. O.

[5] Ebend.

[6]) Spangenberg, fol. 339 a. „Grawsam Sterben vieler faulen Tropffen."

[7]) Vitoduran. a. a. O.

Dieses kurze Verzeichnifs könnte durch mühsame und unsichere Berechnung anderweitiger Angaben noch leicht vervielfältigt werden, würde aber doch niemals ein anschauliches Bild der geschehenen Verheerungen gewähren. Lübeck — damals das nordische Venedig — das die zuströmende Volksmenge nicht mehr fassen konnte, gerieth bei dem Ausbruch der Pest in so grofse Verwirrung, dafs seine Bürger wie im Wahnsinne von dem Leben Abschied nahmen. Kaufleute, denen Erwerb und Besitz über alles ging, entsagten kalt und willig ihren irdischen Gütern. Sie trugen ihre Schätze in die Klöster und Kirchen, um sich ihrer auf den Stufen der Altäre zu entledigen; aber für die Mönche hatte das Gold keinen Reiz, denn es brachte den Tod. Sie schlossen die Pforten — doch warf man es ihnen noch über die Klostermauern; man wollte kein Hindernifs an dem letzten frommen Werke, zu dem die stumme Verzweifelung gerathen. Als die Seuche vorüber war, glaubte man nur noch unter Leichen zu wandeln, denn alle Ueberlebenden waren von widriger Todtenfarbe entstellt, in Folge ausgestandener Angst und unabwendbarer Verpestung der Luft [1]). Einen ähnlichen Anblick mögen viele andere Städte gewährt haben, und es ist ausgemacht, dafs eine grofse Anzahl Flecken und Dörfer, die man nicht zu hoch auf 200,000 angiebt [2]), aller ihrer Einwohner beraubt worden sind. In Frankreich blieben an vielen Orten von zwanzig Einwohnern nur zwei am Leben [3]), und die Hauptstadt fühlte die Wuth der Seuche in den Wohnungen der Armen wie in den Pallästen. Zwei Königinnen [4]), ein

---

[1]) Becker, a. a. O.

[2]) Hainr. Rebdorf, a. a. O. p. 630.

[3]) Guillelm. de Nang. a. a. O.

[4]) Johanna, Königin von Navarra, Tochter Ludwigs X., und Johanna von Burgund, Gemahlin des Königs Philipp von Valois.

ein Bischof [1]) und andere Vornehme in großer Anzahl wurden als ihre Opfer betrauert, über fünfhundert starben täglich im Hôtel-Dieu, unter der treuen Pflege barmherziger Schwestern, deren entsagender Muth unter den schönsten Zügen menschlicher Tugend in diesem grauenvollen Jahrhundert hervorleuchtet. Denn obwohl sie der sichtlichen Ansteckung erlagen, und ihre Schaar sich mehrmals erneute, so fehlte es doch nie an Neueintretenden, denen unchristliche Todesfurcht fremd und fromme Hingebung heiliger Beruf war. Bald waren die Kirchhöfe überfüllt, und nicht wenige verödete Häuser verfielen in Trümmer [2]). In Avignon sah der Papst sich genöthigt, die Rhone zu weihen, damit die Leichen ohne Aufschub hineingeworfen werden konnten, als die Kirchhöfe nicht mehr ausreichten [3]), wie denn in allen volkreichen Städten ungewöhnliche Maafsregeln ergriffen wurden, um sich der Todten schnell zu entledigen. In Wien, wo eine Zeitlang täglich an 1200 Einwohner starben [4]), wurde die Bestattung der Leichen auf den Kirchhöfen und innerhalb der Kirchen sofort untersagt, und nun reihte man die Todten schichtweise zu Tausenden in sechs große Gruben außerhalb der Stadt [5]), wie dies

---

[1]) Fulco von Chanac.

[2]) Mich. Felibien, Histoire de la ville de Paris. Liv. XII. Vol. 2. p. 601. Paris 1725. fol. — Vergl. Guillelm. de Nangis a. a. O., und Daniel, Histoire de France. T. II. p. 484. Amsterd. 1720. 4.

[3]) Torfaeus, a. a. O.

[4]) Nach einer andern Nachricht 960. Chronic. Salisburg. bei Pez, a. a. O. T. I. p. 412.

[5]) Nach einem ungenannten Chronikenschreiber sollen in jede dieser Gruben 40,000 gekommen sein, worunter wohl nur eine beliebige runde Summe zu verstehen ist. Anonym. Leobiens. bei Pez, p. 970. Nach demselben starben in manchen Häusern über 70, viele verödeten ganz, und allein zu St. Stephan wurden 54 Geistliche weggerafft.

schon in Kairo und Paris geschehen war. Doch wurden noch viele heimlich begraben, denn zu allen Zeiten hängt das Volk an der geweihten Ruhestätte seiner Todten, und mag sich die hergebrachte Weise der Bestattung nicht nehmen lassen. Gerüchte verbreiteten sich an vielen Orten, man habe Pestkranke lebendig begraben [1]), wie dies geschieht bei sinnlosem Schreck und unziemlicher Eilfertigkeit, und so stieg allenthalben das Entsetzen unter dem geängsteten Volke. In Erfurt wurden, nach Ueberfüllung der Kirchhöfe, 12,000 Leichen in 11 grofse Gruben geworfen, und Aehnliches könnte mehr oder minder genau von allen gröfseren Städten berichtet werden [2]); feierliche Leichenbestattung, der letzte Trost der Hinterbliebenen, war aller Orten unausführbar. In ganz Deutschland sollen, nach wahrscheinlicher Berechnung, doch nur 1,244,434 Einwohner gestorben sein [3]); dies Land blieb indessen mehr verschont, als die übrigen. Italien aber wurde am härtesten betroffen, man sagt, es habe die Hälfte seiner Einwohner verloren [4]), und diese Angabe ist glaubwürdig bei den ungeheuren Verlusten der einzelnen Städte und Landschaften. Denn in Sardinien und Corsica blieb nach dem Berichte des trefflichen Florentiners Johann Villani, den die schwarze Pest selbst abforderte, kaum der dritte Theil der Volksmenge am Leben [5]), und von den Venetianern wird erzählt, sie hätten zu hohen Preisen Schiffe gemiethet, um nach den Inseln zu entfliehen, so dafs die stolze Stadt, nachdem die

---

[1]) Auger. de Biterris, bei Muratori, Vol. III. P. II. p 556. — Von Paderborn versichert dies Gobelin. Person. bei Henr. Meibom, Rer. Germanic. Scriptt. T. I. p. 286 Helmstad. 1688. fol.

[2]) Spangenberg a. a. O. Kap. 287. fol. 337 b.

[3]) Barnes, p. 435.

[4]) Trithem. Annal. Hirsaug. a. a. O.

[5]) A. a. O. L. XII. c. 99. p. 977.

Pest drei Viertheile ihrer Einwohner weggerafft, öde und menschenleer geworden [1]). In Padua fehlten nach dem Aufhören der Seuche zwei Drittheile der Einwohner, und in Florenz erging ein Verbot, die Zahl der Verstorbenen bekannt zu machen, und sie mit Grabgeläute zu bestatten, damit die Lebenden sich nicht der Verzweiflung hingäben [2]).

Von England haben wir genauere Nachrichten. Die meisten grofsen Städte erlitten unglaubliche Verluste, vor allen Yarmouth, wo 7052 Einwohner starben, Bristol, Oxford, Norwich, Leicester, York und London, wo allein auf einem Begräbnifsplatze über 50,000 Leichen, schichtweise in grofse Gruben eingereiht, beerdigt wurden [3]). Man sagt, es sei im ganzen Lande kaum der Zehnte am Leben geblieben [4]), doch ist diese Angabe offenbar zu hoch; schon geringere Verluste konnten die Erschütterungen hervorbringen, deren Folgen in einer nachtheiligen Richtung des bürgerlichen Lebens noch einige Jahrhunderte fühlbar blieben, und ihren mittelbaren Einflufs, den Engländern unbewufst, vielleicht bis in die neuere Zeit fortgepflanzt haben. Durchweg verschlechterten sich die Sitten, der Gottesdienst wurde grofsentheils eingestellt, denn an vielen Orten verödeten die Kirchen, ihrer Priester beraubt; der Volksunterricht wurde gelähmt [5]), die

---

[1]) Chronic. Claustro-Neoburg., bei Pez, Vol. I. p. 490. — Vergl. Barnes, p. 435. — Raynald, Histor. ecclesiastic. a. a. O. Ein entflohener Venetianer soll hiernach die Pest nach Padua gebracht haben.

[2]) Giov. Villani L. XII. c. 83. p. 964.

[3]) Barnes, p. 436.

[4]) Wood, a. a. O.

[5]) Nach Wood zählte Oxford vor der Pest 13,000 Studierende, eine Zahl, die einen ungefähren Maafsstab der Kultur in England geben kann, wenn man erwägt, dafs die Hochschulen des Mittelalters auch von den jüngern Scholaren bezogen wurden, die in neuerer Zeit die Gymnasien nicht vor dem achtzehnten Jahre verlassen.

Habsucht nahm zu, und als die Ruhe wiedergekehrt war, erstaunte man über die grofse Zunahme von Rechtsanwalten, denen die endlosen Erbstreitigkeiten reichlichen Erwerb darboten. Dabei wirkte der Mangel an Priestern im ganzen Lande überaus nachtheilig auf das Volk, dessen niedere Stände den Verheerungen der Seuche am meisten blofsgestellt waren, während die Häuser der Lords verhältnifsmäfsig mehr verschont blieben, und es konnte nicht frommen, dafs ganze Schaaren unwissender Laien, die während der Pest ihre Frauen verloren, sich in die geistlichen Orden drängten, um an dem Ansehn des Priesterstandes und den reichen Erbschaften Theil zu nehmen, die der Kirche von allen Seiten zugefallen waren. Die Sitzungen des Parlaments, der Kings-Bench und der meisten anderen Gerichte wurden, so lange die Pest wüthete, ausgesetzt: die Gesetze des Friedens galten nicht während der Herrschaft des Todes. Diesen Zustand der Auflösung benutzte der Papst Clemens, um den blutigen Hader zwischen Eduard III. und Philipp VI. zu schlichten, doch gelang ihm dies nur für die Zeit, als die Pest Frieden gebot, der Tod Philipp's (1350) vernichtete alle Verträge, und man erzählt, dafs Eduard zwar mit anderen Söldlingen, aber mit denselben Heerführern und Rittern wieder ins Feld gezogen sei. Irland wurde viel weniger als England heimgesucht; die Gebirgsgegenden dieses Reiches soll die Pest kaum berührt haben; und auch Schottland würde vielleicht frei geblieben sein, wenn nicht die Schotten die Niederlage der Engländer zu einem Einfall in ihr Gebiet benutzt hätten, der damit endete, dafs ihr Heer von der Seuche und vom Schwert aufgerieben wurde, und die Entkommenen die Pest über das ganze Land verbreiteten.

Zu Anfang war in England Ueberflufs an allen Lebensbedürfnissen, aber bald gesellte sich zu der Pest, die das einzige Uebel zu sein schien, eine mörderische Viehseuche. Zu Tausenden fielen die Thiere, die ohne Hüter umherirrten, an den Hecken und Zäunen, und wie man ähnliches in Afrika gesehen, so sollen auch hier die Vögel und Raubthiere sie nicht angerührt haben. Von welcher Art diese Seuche gewesen, kann eben so wenig bestimmt werden, als ob sie durch Ansteckung von Pestkranken oder aus anderen Ursachen entstanden sei; nur so viel ist gewifs, dafs sie erst nach dem Anfang der schwarzen Pest ausbrach. In Folge dieser Viehseuche, und weil das Getreide von den Feldern nicht eingebracht werden konnte, entstand überall grofse Theuerung, die vielen unerklärlich schien, weil die Erndte gesegnet war, von anderen dem bösen Willen der Arbeiter und Verkäufer beigemessen wurde, jedoch in wirklichem, durch die Umstände bedingten Mangel ihren Grund hatte, aus dem jederzeit einzelne Klassen Vortheil zu ziehen pflegen. Ein ganzes Jahr lang, bis zum August 1349, hauste die schwarze Pest in diesem schönen Lande, und vergiftete überall die Quellen des behaglichen Wohlergehens[1]). In anderen Ländern war sie gewöhnlich nur von halbjähriger Dauer, doch kehrte sie an einzelnen Orten häufig wieder, worin einige, ohne genügenden Beweis, einen siebenjährigen Umlauf annehmen wollten[2]).

Spanien wurde von der schwarzen Pest bis über das Jahr 1350 hinaus unablässig verheert, wozu die häufigen inneren Fehden und die Kriege mit den Mauren nicht wenig beitrugen. Alphons XI., den sein kriegerischer Eifer zu weit fortrifs, starb an ihr bei der Belagerung von Gibraltar, den 26. März 1350 — der einzige König in Europa, den sie abforderte; aber schon vor dieser Zeit waren zahllose Familien in Trauer versenkt worden[3]).

---

[1]) Barnes und Wood, a. d. a. O.

[2]) Gobelin. Person. bei Meibom, a. a. O.

[3]) Juan de Mariana, Historia general de España; illustr. p. Don José Sabau y Blanco. Tom. IX. Madrid 1819. 8. Libr. XVI. p. 225. — D. Dieg. Ortiz de Zúñiga, Anales ecclesiasticos y seculares de Sevilla. Madrid 1795. 4. Tom. II. p. 121. — D. Juan de Ferreras, Historia de España. Madrid 1721. Tom. VII. p. 353.

Im übrigen scheint die Sterblichkeit in Spanien geringer als in Italien, und eben so bedeutend als in Frankreich gewesen zu sein.

Der Zeitraum des verderblichen Wüthens der schwarzen Pest fiel für ganz Europa, mit Ausnahme von Rufsland, auf die vier Jahre von 1347 bis 1350. Die Seuchen, die späterhin, bis 1383 [1]) oftmals wiederkehrend die Völker heimsuchten, zählen wir nicht mehr zu dem „grofsen Sterben," sondern es waren gewöhnliche Pesten, ohne Lungenbrand, wie in der Vorzeit und in den nächsten Jahrhunderten, hervorgerufen durch überall verhaltenen Ansteckungsstoff, der bei jeder günstigen Gelegenheit neuen Boden gewinnen konnte, wie dies zu geschehen pflegt bei dieser furchtbaren Krankheit. Das Zusammenströmen grofser Menschenmassen war besonders gefährlich, und so bewirkte denn, noch während der grofsen Epidemie, die vorzeitige Feier des Jubeljahres (1350), zu welcher Clemens VI. die Gläubigen nach Rom beschied, einen neuen Ausbruch der Seuche, der von hundert Pilgern kaum einer entgangen sein soll [2]). Italien wurde dadurch aufs Neue entvölkert, und die Rückkehrenden verbreiteten Gift und Sittenverderbnifs wiederum nach allen Richtungen [3]). Es leuchtet um so weniger ein, wie jener sonst so weise und besonnene Papst, der sich unter den schwierigsten Verhältnissen auf dem Wege der Vernunft und Menschlichkeit zu halten wufste, zu einer so verderblichen Anordnung gekommen, da er selbst von der Heilsamkeit der Sperre so überzeugt war, dafs er während der Pest in Avignon bei beständig unterhaltenem Kaminfeuer keinem Sterblichen ihm zu nahen erlaubte [4]),

---

[1]) Gobel. Person. a. a. O. Vergl. Chalin p. 53.

[2]) Guillelm. de Nangis a. a. O.

[3]) Spangenberg, fol. 337 b. — Limburger Chronik S. 20. „Und die auch von Rom kamen, wurden eines Theils böser, als sie vor gewesen waren."

[4]) Guill. de Nangis a. a. O., und bei vielen anderen.

und auch im Uebrigen nur Befehle gab, die vieles Elend verhüteten, oder linderten.

Die Veränderungen, die um diese Zeit im hohen Norden vorgingen, sind denkwürdig genug, um bei ihnen einige Augenblicke zu verweilen. In Schweden starben zwei Prinzen, Håkan und Knut, Halbbrüder des Königs Magnus, und in Westgothland allein 466 Priester[1]). Die Bewohner von Island und Grönland fanden in der Kälte ihres unwirthbaren Himmelsstriches keinen Schutz gegen den südlichen Feind, der aus glücklicheren Ländern zu ihnen gedrungen war; die Pest hauste weidlich unter ihnen, die Natur brachte ihre beständigen Kämpfe gegen die Elemente und den ihnen so kärglich zugemessenen Lebensgenufs, nicht zu ihren Gunsten in Anschlag[2]). In Dänemark und Norwegen aber war man mit dem eigenen Elend so beschäftigt, dafs die gewöhnlichen Grönlandsfahrten unterblieben. Zugleich thürmten sich Eisberge an den Küsten von Ostgrönland, — in Folge der allgemeinen Erschütterungen des Erdorganismus, — und kein Sterblicher hat fortan diese Gestade und ihre Bewohner je wieder gesehen[3]).

Dafs in Rufsland die schwarze Pest erst 1351 ausbrach, nachdem sie den Süden und Norden Europa's bereits durchwandert hatte, ist oben bemerkt worden. Auch in diesem Lande war die Sterblichkeit aufserordentlich grofs, und es wiederholten sich dieselben Scenen der Trauer und Verzweiflung wie bei den Völkern, die nun schon das Schlimmste überstanden hatten: dieselbe Art der Tod-

---

[1]) Dalin's Svea Rikes Historie, Bd. II. C. 12. p. 496.

[2]) Saabye, Tagebuch in Grönland. Einleit. XVIII. — Torfaei Histor. Norveg. Tom. IV. L. IX. c. 8. p. 478, 79. — F. G. Mansa, De epidemiis maxime memorabilibus quae in Dania grassatae sunt, et de medicinae statu. Partic. I. Havn. 1831. 8 p. 12.

[3]) Torfaei Groenlandia antiqua, s. veteris Groenlandiae descriptio. Havniae, 1715. 8. p. 23. — Pontan. Rer. danicar. Histor. Amstelod. 1631. fol. L. VII. p. 476.

tenbestattung, dieselbe grauenvolle Gewiſsheit des Todes, dieselbe dumpfe Erstarrung der Gemüther. Reiche entsagten ihren Schätzen, und schenkten ihre Dörfer und Ländereien den Kirchen und Klöstern, denn dies war nach den Vorstellungen des Zeitalters das sicherste Mittel, der Gnade des Himmels theilhaftig und der Vergebung begangener Sünden gewiſs zu werden. Auch in Ruſsland brachte Furcht und Grauen die Stimme der Natur zum Schweigen: Väter und Mütter verlieſsen ihre Kinder, und Kinder ihre Aeltern in der Stunde der Gefahr [1]).

Von allen Annahmen über die Gröſse des Menschenverlustes in Europa ist die wahrscheinlichste, daſs im Ganzen der vierte Theil der Einwohner von der schwarzen Pest weggerafft worden sei. Wenn nun gegenwärtig Europa von 210 Millionen bewohnt wird, so betrug die Volksmenge im vierzehnten Jahrhundert, um eine höhere Angabe zu vermeiden, die leicht gerechtfertigt werden könnte, mindestens 105 Millionen. Es kann also mit Grund und ohne Uebertreibung angenommen werden, daſs Europa durch die schwarze Pest fünfundzwanzig Millionen Einwohner verloren hat.

Daſs die Völker eine so furchtbare Erschütterung im Aeuſsern doch so bald verwinden, und sich überhaupt ohne gröſsere Rückschritte, als wirklich geschahen, so entwickeln konnten, wie sie in den folgenden Jahrhunderten auftraten, ist der überzeugendste Beweis der Unverwüstlichkeit der menschlichen Gesellschaft in ihrer Gesammtheit. Anzunehmen, daſs diese in ihrem Innern keine wesentlichen Veränderungen erlitten habe, weil dem Anscheine nach alles beim Alten blieb, widerstreitet indessen einer richtigen Ansicht von Ursache und Wirkung. Viele Geschichtschreiber scheinen sich zu einer solchen Meinung zu bekennen, gewohnt, nach ihrer Weise, den sittlichen Zustand der Völker allein nach dem Wechsel

---

[1]) Richter a. a. O.

der irdischen Macht, den Ausgängen der Kämpfe, und dem Einflufs der Religion zu beurtheilen, an den grofsen Naturerscheinungen aber, die nicht nur die Oberfläche der Erde, sondern auch die Gemüther umgestalten, gleichgültig vorüberzugehen, wie denn die meisten unter ihnen das grofse Sterben im vierzehnten Jahrhundert nur oberflächlich berührt haben. Wir unseres Theils sind der Ueberzeugung, dafs der schwarze Tod zu den gröfsten Weltbegebenheiten gehört, welche den gegenwärtigen Zustand von Europa vorbereitet haben. Hierzu werden sich vielleicht für den umsichtigen Beobachter des menschlichen Gemüths, wie für den Kenner der geistigen Kräfte, welche Völker und Staaten in Bewegung setzen, im Folgenden einige Beweise ergeben. Vor der Hand war die Steigerung der Hierarchie in den meisten Ländern auffallend, denn die Kirche erwarb aller Orten Schätze und grofsen Länderbesitz, mehr noch, als nach den Kreuzzügen; die Erfahrung aber hat gezeigt, dafs ein solcher Zustand den Völkern verderblich ist, und sie zu Rückschritten veranlafst, deren ohnehin schon viele geschahen.

Nach dem Aufhören der grofsen Pest war eine gröfsere Fruchtbarkeit der Weiber überall auffallend — dieselbe grofsartige Erscheinung, die nach jeder verheerenden Seuche das Walten einer höheren Macht in der Richtung des organischen Gesammtlebens — wenn irgend ein anderer Vorgang — überzeugend beweist. Die Ehen waren fast ohne Ausnahme gesegnet, und häufiger als sonst wurden Zwillinge und Drillinge geboren, wobei wir der sonderbaren Sage gedenken müssen, dafs nach dem grofsen Sterben die Kinder weniger Zähne erhalten haben sollen, als früher, worüber die Zeitgenossen sich gewaltig entsetzten, und auch Spätere leichtgläubig in Verwunderung gerathen sind. Geht man dieser oft wiederholten Angabe auf den Grund, so ergiebt sich bald, dafs man sich nur eigentlich darüber wunderte, bei den Kindern nur zwanzig oder höchstens zweiundzwanzig Zähne ausbrechen zu sehen, als ob ihnen jemals mehr zu Theil geworden wären [1]). Irgend einige Schriftsteller von Gewicht, wie z. B. der Arzt Savonarola [2]) in Ferrara, die wahrscheinlich achtundzwanzig Zähne bei den Kindern suchten, liefsen darüber ihr Bedenken laut werden; man schrieb ihnen nach, ohne selbst zu sehen, wie oft bei anderen Dingen, die eben so am Tage liegen, und siehe da, die Welt glaubte an das Wunder einer Unvollkommenheit des menschlichen Körpers, die von der schwarzen Pest bewirkt worden sei. Allmählig verschmerzten die Völker die ausgestandenen Leiden, die Todten wurden betrauert und vergessen, und die Welt gehörte den Lebenden im regen Wechsel des Daseins [3]).

5. Moralische Folgen.

Die Erschütterung der Gemüther während der schwarzen Pest war bei allen Völkern ohne Beispiel und über alle Beschreibung. Die Gefahr erschien den Kleinmüthigen als Gewifsheit des Todes, viele starben vor Furcht beim Herannahen der Krankheit [4]), und selbst die Standhaften verloren die Zuversicht. So löste sich allmählig, nachdem die Hoffnung auf die Zukunft entschwunden war, das geistige Band, das den Menschen mit den Seinigen und seinen Mitbürgern vereint. Die Gottesfürchtigen schlossen mit der Welt ab, die Ewigkeit that sich

---

[1]) Diese Ansicht gestaltet sich aus den hierher gehörigen Stellen bei Guillelm. de Nangis und Barnes, wenn man sie mit Aufmerksamkeit liest. — Vergl. Olof Dalin, a. a. O.

[2]) Practica de aegritudinibus a capite usque ad pedes. Papiae 1486. fol. Tract. VI. c. 7.

[3]) „Darnach da das Sterben, die Geiselfarth, Römerfarth, Juden-Schlacht, als vor geschrieben stehet, ein End hatte, da hub die Welt wieder an zu leben und frölich zu seyn, und machten die Männer neue Kleidung." Limburger Chronik. S. 26.

[4]) Chalin, a. a. O. p. 92. — Detmar's Lübecker Chronik, Bd. I. S. 401.

ihren Blicken auf, und sie begehrten nur noch die Segnungen der Religion, der Tod hatte für sie seine Schrekken verloren. Reue bemächtigte sich der Frevler, die noch übrigen Stunden sollten christlicher Tugend geweiht sein; allgemein waren die Gemüther dem Jenseits zugewandt, und Kinder, welche höhere Gefühle ungetrübt wiedergeben, sah man oftmals, von der Pest ergriffen unter Gebet und heiligen Gesängen ihre Seele aushauchen [1]). Ein banger Bufsgedanke ergriff alle christlichen Gemeinden, man wollte den Lastern entsagen, geschehenes Unrecht noch vor dem Hinscheiden wieder gut machen, mit Gott sich versöhnen, die Strafe begangener Sünden abwenden durch harte Selbstzüchtigung. Erhaben würde die menschliche Natur erscheinen, wenn die tausend edelen Handlungen, welche in Zeiten so grofser Gefahr in der Stille geübt werden, der Nachwelt zur Erinnerung aufgezeichnet werden könnten. Sie sind es indessen nicht, die in den Gang der Begebenheiten eingreifen, darum werden sie nur den stummen Augenzeugen bekannt, und versinken bald in Vergessenheit. Aber die Heuchelei, der Wahn, die Scheinheiligkeit treten mächtig hervor, sie entweihen das Erhabene und benutzen das Göttliche zu den unreinen Zwecken der Selbstsucht, welche das Gute in die fehlerhafte Regung des Zeitalters mit fortreifst. So geschah es in den Jahren dieser Seu-

---

[1]) Chronic. Ditmari, Episcop. Mersepurg. Francof. 1580. fol. p. 358. — Spangenberg, S. 338: „Es ist ein erbermiglicher Jammer gewesen, dabey man sich nichts denn alleine des getrösten gehabt, das sich ein jeder in diesem schrecken zu einem seligen Sterben hat bereiten müssen, denn da war nichts anders, denn der gewisse Todt, darüber schlug mancher in sich selbst, kehrete sich zu Gott, und lies von seinem bösen Leben, und die Eltern warneten ihre Kinder, lereten sie beten, und sich in Gottes willen ergeben, gleicher gestalt ermanete ein Nachbar den andern, denn da war keiner eine Stunde seins Lebens sicher, und hierüber trug sichs dann gleichwohl zu, dafs man die Leute, auch junge Kinder sahe mit freuden etliche betend, etliche singend, von dieser welt abscheiden."

che. Das Mönchthum war im vierzehnten Jahrhundert noch in seiner vollen Blüthe, der Macht der geistlichen Orden und Brüderschaften wurde von den Völkern gehuldigt, noch immer war die Hierarchie dem weltlichen Zepter furchtbar. Es lag also in dem Zustande der menschlichen Gesellschaft, dafs der frömmelnde Wahn, der in Zeiten dieser Art öffentliche Bufsübungen zur Schau trägt, sich des geistlichen Scheines bemächtigte. Doch geschah dies in der Art, dafs das losgebundene eigenwillige Bufsgefühl in Freiheitsschwindel gerieth, der Hierarchie den Gehorsam aufkündigte, und der in veralteten Formen erstarrten Kirche ein furchtbares Widerspiel bereitete.

Während nun alle Länder von Jammer und Wehklage erfüllt waren, trat zuerst in Ungarn [1]), und darauf in Deutschland, die Brüderschaft der Geifseler oder Flagellanten auf, die sich auch Kreuzbrüder und Kreuzträger nannten, um die Reue des Volkes über die begangenen Sünden auf sich zu nehmen, und Gebete zur Abwendung der Pest ertönen zu lassen. Sie bestand gröfstentheils aus Menschen der niedern Volksklasse, die entweder wahre Reue fühlten, oder sich eines Vorwandes zum Müfsiggange erfreuten, und von sinnverwirrendem Wahne ergriffen waren; als aber das Ansehn der Geifselbrüderschaften gestiegen war, und das Volk ihnen mit Verehrung und offenen Armen entgegenkam, gesellten sich ihnen auch viele Adlige und Geistliche zu, und oft sah man ihre Schaaren von Kindern, ehrbaren Frauen und Nonnen verstärkt, so mächtig ergriff die Ansteckung die verschiedenartigsten Gemüther [2]). In wohl-

---

[1]) Torfaei Hist. rer. Norvegic. L. IX. c. 8. p. 478. (Havn. 1711. fol.) — Die Cronica van der hilliger Stat van Coellen, off dat tzytboich. Coellen 1499. fol. S. 263. „In dem vurfs jair erhoiff sich eyn alzo wunderlich nuwe geselschaft in Ungarien," u. s. w.

[2]) Albert. Argentinens. Chronic. p. 149., bei Chr. Urstisius, Germaniae historicorum illustrium Tomus unus. Francof.

geordneten Processionen, mit Anführern und Vorsängern, durchzogen sie die Städte, das Haupt bis zu den Augen bedeckt, den Blick zur Erde gesenkt, mit den Merkmalen der tiefsten Reue und Trauer. Angethan mit düsteren Gewändern trugen sie auf der Brust, dem Rücken und dem Hute rothe Kreuze, und führten grosse dreisträngige Geisseln mit drei oder vier Knoten, in welche eiserne Kreuzspitzen eingebunden waren [1]). Kerzen und prangende Fahnen von Sammet und Goldstoff wurden ihnen vorgetragen, und wo sie kamen, läutete man mit allen Glocken, und das Volk strömte ihnen entgegen, ihren Gesang zu vernehmen, und ihren Bussübungen mit Andacht und in Thränen beizuwohnen. In Strassburg zogen im Jahre 1349 zuerst 200 Geisseler ein, die mit grossem Beifall aufgenommen und gastfreundlich von den Bürgern beherbergt wurden; mehr als Tausend traten zu ihrer Brüderschaft, die nun einem wandernden Heere glich, und sich theilte, um nach Norden und Süden zu ziehen. Dann kamen länger als ein halbes Jahr wöchentlich neue Schaaren, und jedesmal verliessen Erwachsene und Kinder die Ihrigen, um ihnen beizutreten, bis endlich ihre Heiligkeit verdächtig wurde, und man ihnen die Thüren der Häuser und Kirchen verschloss [2]). In Speier traten 200 zwölfjährige und noch jüngere Knaben zu einer Kreuzbrüderschaft zusammen, Nachahmer der Kinder, die hundert Jahre früher unter Anführung fanatischer Mönche das heilige Grab erobern wollten. Alle

---

1585. fol. — Guillelm. de Nang. a. a. O. — Man vergl. noch ausserdem: Sachsisches Chronicon durch Mattheum Dresseren, D. und Professorem zu Leiptzigk. Wittenberg 1596. fol. S. 340., die angeführte Limburger Chronik, — Germaniae Chronicon. Von des ganzen Teutschlands aller Teutschen völcker herkommen, Namen, Händeln etc. Durch Seb. Francken zu Wörd. Tübingen, 1534. fol. S. 201.

[1]) Ditmar, a. a. O.

[2]) Königshoven, Elsassische und Strassburgische Chronicke, a. a. O. S. 297 f.

Einwohner wurden in dieser Stadt von dem Wahn fortgerissen, man führte die Fremdlinge lobpreisend nach Hause, um sie festlich über Nacht zu bewirthen; die Frauen stickten ihnen Fahnen, und überall beeiferte man sich, ihren Pomp zu verherrlichen, mit jedem neuen Zuge wuchs ihre Macht und ihr Ansehn [1]). Es waren nicht einzelne Länderstriche, die sie inne hatten, ganz Deutschland, Ungarn, Polen, Böhmen, Schlesien und Flandern huldigten ihrem Wahn, und zuletzt wurden sie der weltlichen wie der geistlichen Macht furchtbar. Die Wirkung dieses Fanatismus war also grofsartig und gefahrdrohend, der Aufregung vergleichbar, welche 250 Jahre früher die Völker Europa's in die Wüsten von Syrien und Palästina rief. Die Erscheinung an sich war nicht neu. Schon im elften Jahrhunderte zerlästerten sich in Asien und im südlichen Europa viele Gläubige mit Geifselhieben. Man nennt einen Mönch zu St. Croce d'Avellano, Dominicus Loricatus, als Meister und Vorbild dieser Art von Leibesertödtung, welche nach uralten Begriffen asiatischer Anachoreten für wahrhaft christlich gehalten wurde. Der Urheber feierlicher Geifsler-Umzüge soll der heilige Antonius († 1231) gewesen sein; schon zu seiner Zeit wurden diese Bufsübungen ein denkwürdiger Wahn, den die Weltgeschichte als folgenreich zu bezeichnen hat. 1260 traten die Geifsler als Devoti in Italien auf: „Damals als viele Laster und Verbrechen dies Land schändeten [2]), überfiel plötzlich eine unerhörte reuige Stimmung der Gemüther die Völker Italiens. Es kam die Furcht Christi so sehr über sie, dafs Edle und Unedle, Greise und Jünglinge, selbst Kinder von fünf Jahren, nackt bis auf die bedeckten Schamtheile, paarweise in feierlichem Aufzuge durch die Städte zogen.

[1]) Albert. Argentin. a. a. O. — Sie blieben nicht länger als über Nacht in einem Orte.

[2]) Worte des Monachus Paduanus, in Förstemann's angeführter Abhandlung, der besten über diesen Gegenstand.

Alle hatten Geifseln von ledernen Riemen in den Händen, womit sie sich, unter Seufzen und Weinen, so heftig schlugen, dafs das Blut danach flofs. Nicht nur am Tage, sondern auch des Nachts, im strengsten Winter, zogen sie mit brennenden Kerzen zu Tausenden und Zehentausenden, angeführt von Priestern, mit Kreuzen und Fahnen durch die Städte und nach den Kirchen, und warfen sich vor den Altären nieder. Also thaten sie auch in den Dörfern, und Felder und Berge hallten wieder von den Stimmen derer, die zu Gott schrieen. Ueberall nur Trauergesang der Büfsenden. Alle Feinde versöhnten sich miteinander. Männer und Weiber thaten so grofse Werke der Barmherzigkeit, als ob sie fürchteten, die göttliche Allmacht werde sie strafend vernichten." Diese Geifselfahrten verbreiteten sich durch alle Gebiete des südlichen Deutschlands, bis nach Sachsen, Böhmen, Polen und noch weiter, doch widerstanden endlich die Geistlichen der ihnen gefährlichen Geifselwuth, ohne diesen Wahn ausrotten zu können, der, so lange er sich ihrer Herrschaft fügte, der Hierarchie förderlich war. Regnier, ein Einsiedler in der Gegend von Perugia, wird als damaliger fanatischer Bufsprediger genannt, von dem die Ueberspannung ausgegangen sei [1]). 1296 sah man eine grofse Geifselfahrt in Strafsburg [2]), und 1334, vierzehn Jahr vor dem grofsen Sterben, vermochte die Predigt des Dominikaners Venturinus von Bergamo mehr als 10,000 Menschen zu einem neuen Geifselzuge. In Kirchen geifselten sie sich, auf öffentlichen Plätzen wurden sie auf gemeine Umkosten gespeist. In Rom ward Venturinus verhöhnt, der Papst verwies ihn in die Gebirge von Ricondona; er ertrug alles, ging nach dem gelobten Lande und starb 1346 zu Smyrna [3]).

---

[1]) Schnurrer, Chronik der Seuchen, Bd. I. S. 291.

[2]) Königshoven a. a. O.

[3]) Förstemann a. a. O. Die Geifselfahrten i. J. 1349 waren nicht die letzten. Noch im vierzehnten Jahrhundert regte sich die

Man sieht also, die Geifselsucht war eine Manie des Mittelalters, die im Jahr 1349 bei so furchtbarer Veranlassung und bei so frischer Erinnerung keines neuen Stifters bedurfte, von dem überdies alle Ueberlieferungen schweigen. Sie regte sich wahrscheinlich an vielen Orten zugleich, indem der Todesschrecken, der alle Völker durchzuckte, und so gewaltige Triebfedern wie mit einem Schlage in Aufruhr brachte, leicht auch den Fanatismus der überspannten und alles mit sich fortreifsenden Reue heraufbeschwören konnte.

Die Weise und das Treiben der Geifseler im dreizehnten und vierzehnten Jahrhundert sind sich ganz gleich. Kam ihnen aber auch während der schwarzen Pest der einfältige Glaube zu Hülfe, der das schnödeste Blendwerk religiöser Schwärmerei als trostreich ergriff, so zeigt sich doch schon in der blofsen Erscheinung dieses Fanatismus, dafs die Anführer eng verbrüdert sein mufsten, und die Macht einer geheimen Verbindung ausübten. Auch waren es gewöhnlich Gebildete, welche den rohen Haufen im Zaume hielten, und zum Theil gewifs andere Zwecke im Auge hatten, als die sie zur Schau trugen. Wer in die Brüderschaft treten wollte, mufste sich verpflichten, vierunddreifsig Tage darin zu bleiben [1]), und täglich vier Pfennige zu verzehren haben, um niemandem beschwerlich zu fallen; auch mufste er, war es ein Ehemann, von seiner Hausfrau beurlaubt sein, und

---

Geifselsucht einigemal, wenn auch nie wieder in so grofser Ausdehnung; im funfzehnten hielt man es an einigen Orten in Deutschland für nothwendig, sie mit Feuer und Schwert auszurotten, und noch 1710 sah man in Italien Umzüge von Kreuzträgern. Wie tief diese Manie gewurzelt war, zeigt die gerichtliche Aussage eines Nordhäuser Bürgers (1446), dafs seine Frau, im Glauben, ein christliches Werk zu thun, ihre Kinder sogleich nach der Taufe habe geifseln wollen.

[1]) Nach anderen, namentlich Guill. de Nangis, dreiunddreifsig.

und die Versicherung geben, er habe jedermann verziehen. Die Kreuzbrüder durften keine freie Herberge fordern, oder auch nur in ein Haus gehen, sie mufsten denn eingeladen sein; auch mit Frauen sollten sie nicht reden, und hatten sie wider diese Vorschriften gesündigt, oder die Vorsicht aus den Augen gesetzt, so waren sie gehalten, ihrem Meister zu beichten, der ihnen einige Streiche mit der Geifsel als Bufse auferlegte. Geistliche hatten unter ihnen als solche keinen Vorrang; nach ihrem ursprünglichen Gesetz, das jedoch oft übertreten worden ist, sollten sie auch nicht Meister werden, und an ihren geheimen Berathungen Theil nehmen können. Zweimal täglich hielten sie Bufsübungen, Morgens und Abends, zogen dann paarweise unter Gesang und Glockengeläut hinaus ins Freie, und wenn sie an der Geifselstatt angekommen waren, entkleideten sie den Oberleib und entledigten sich der Schuhe, so dafs sie nur noch mit einem leinenen Unterkleid vom Nabel bis an die Knöchel angethan blieben. Darauf legten sie sich in einem weiten Kreise nieder, in verschiedenen Stellungen, je nach der Art ihrer Sünden, der Ehebrecher mit dem Gesicht zur Erde, der Meineidige auf eine Seite, und drei Finger erhoben, und danach geifselte sie der Meister, den einen mehr, den andern weniger, und hiefs sie aufstehen mit einer üblichen Formel [1]). Wenn dies geschehen war, so geifselten sie sich selbst unter Gesang, überlautem Gebet um Abwendung der Pest, Kniebeugungen und sonstigen Gebräuchen, von denen die Zeitgenossen Verschiedenes berichten, wobei sie nicht unterliefsen, von ihrer Bufse zu rühmen, dafs das Blut ihrer Geifselwunden mit dem Blute des Heilandes sich vermische [2]). Endlich aber trat einer unter ihnen auf, um mit lauter Stimme einen Brief vorzulesen, den, wie man vorgab, ein Engel in der

[1]) Königshoven, S. 298: „Stant uf durch der reinen martel ere, Und hüte dich vor der Sünden mere."

[2]) Guill. de Nang. a. a. O.

St. Peterskirche zu Jerusalem vom Himmel gebracht hatte, des Inhalts, daſs Christus, erzürnt über die Sünden der Menschen, die Fürbitte der heiligen Jungfrau und der Engel dahin beantwortet habe, daſs jeder, der vierunddreiſsig Tage lang umherzöge und sich geiſselte, der göttlichen Gnade theilhaftig werden sollte [1]). Diese Scene berauschte die Gläubigen nicht minder, als einst die Auffindung der heiligen Lanze in Antiochien, und fragte einer unter den Geistlichen, wer denn den Brief besiegelt, so antworteten sie keck, derselbe, der das Evangelium besiegelt hätte.

Dies alles that eine so groſse Wirkung, daſs die Kirche in keine geringe Gefahr gerieth; denn man glaubte ihnen mehr, als den Priestern, denen sie sich so ganz entzogen, daſs sie sich untereinander selbst lossprachen. Ueberdies nahmen sie aller Orten die Gotteshäuser in Beschlag, und ihre neuen Lieder, welche von Mund zu Mund gingen, sprachen die Sinnesart des Volkes mächtig an. Hohe Begeisterung und ursprünglich frommer Sinn giebt sich in diesen Liedern ganz deutlich zu erkennen, vornehmlich in dem noch erhaltenen Hauptliede der Kreuzträger, das in ganz Deutschland in verschiedener Mundart gesungen wurde, und höchstwahrscheinlich älteren Ursprunges ist [2]). Aber die Entartung folgte bald,

---

[1]) Albert. Argentinens. a. a. O.

[2]) In den Chroniken kommt es in gröſseren oder kleineren Bruchstücken vor; vollständig hat es sich nur in einer Handschrift erhalten, welche sich in der für deutsche Litteratur überaus werthvollen Bibliothek des Hrn. Präsidenten v. Meusebach befindet. Nach derselben hat es Maſsmann mit beigedruckter Uebertragung herausgegeben: Erläuterungen zum Wessobrunner Gebet des achten Jahrhunderts. Nebst zweien noch ungedruckten Gedichten des vierzehnten Jahrhunderts. Berlin 1824. 8. — Als ein sprechendes Document des Zeitalters werden wir es am Schluſs dieser Abhandlung mittheilen. — Die Limburger Chronik versichert zwar, es sei erst in dieser Zeit gedichtet, doch ist ein Theil davon, wo nicht das ganze Lied, schon bei den Geiſselfahrten von 1260 gesungen worden. Siehe: Incerti auctoris Chronicon rerum per Austriam

Frevel wurden überall begangen, und es fand sich kein hochstrebender Mann, der die geistige Aufregung auf reinere Zwecke geleitet hätte, wenn überhaupt wirksamer Widerstand gegen die veraltende Kirche schon jetzt zeitgemäfs, und es möglich gewesen wäre, der Ueberspannung Meister zu werden. Ihre Wunderthätigkeit stellten die Geifseler wohl zuweilen auf die Probe, wie in Strafsburg, wo sie in ihrem Kreise ein todtes Kind erwecken wollten; aber es gelang ihnen nichts, und ihre Ungeschicklichkeit gereichte ihnen zum Schaden, wenn sie auch hier und da durch das Vorgeben, den Teufel austreiben zu können, das Vertrauen auf ihren heiligen Beruf rege erhielten [1]). Vierunddreifsig Jahre sollten die Geifselfahrten währen, so war es von den Kreuzbrüdern verkündigt, und viele ihrer Meister hatten ohne Zweifel den Vorsatz, dauernde Verbindungen gegen die Kirche zu gründen, aber sie waren zu weit gegangen, und noch in demselben Jahre setzte der allgemeine Widerwille ihren Umtrieben ein Ziel, so dafs die strengen Verordnungen Kaiser Karl's IV. und des Papstes Clemens [2]), der sich in dieser ganzen Schreckenszeit klug, edelmüthig und seiner hohen Stellung würdig benahm, leicht ausgeführt werden konnten [3]). Schon hatten die Sorbonne in Paris und Kaiser Karl beim heiligen Stuhl um Abhülfe von einem so bedenklichen und ketzerischen Unfug gebeten, denn wenig fehlte, so hätte das Ansehn des Clerus aller

---

vicinasque regiones gestarum inde ab anno 1025 usque ad annum 1282. Munich. 1827. 8. p. 9.

[1]) Trithem. Annal. Hirsaugiens. T. II. p. 206.

[2]) Er erliefs wider sie 1349 d. 20. Oct. eine Bulle. Raynald. Trithem. a. a. O.

[3]) „Aber da man letzlich sich nicht mehr über sie verwundert, die glocken nicht mehr zu ihrer ankunft leutet, unnd sie nicht als vor, ehrlich empfing, zergingen sie, als menschen gedicht pflecht zu zerrinnen." Sächsisches Chronicon durch Mattheum Drefseren. Wittenberg, 1596. fol. S. 340. 41.

Orten daniedergelegen, als in Avignon hundert Kreuzbrüder aus Basel ankamen, und Einlaſs begehrten. Da untersagte ihnen der Papst, die Fürsprache einiger Cardinäle nicht achtend, ihre öffentlichen Buſsübungen, zu denen er sie nicht berechtigt, und verbot in der ganzen Christenheit, bei Strafe der Excommunication, die Fortsetzung der Geiſselfahrten [1]). Gestützt auf das verdammende Gutachten der Sorbonne, versagte Philipp VI. den Kreuzbrüdern die Aufnahme in Frankreich [2]), zugleich drohte ihnen König Manfred von Sicilien mit Todesstrafe, und im Osten widerstanden ihnen einige Bischöfe, wie Janussius von Gnesen [3]) und Preczlaw von Breslau, der einen ihrer Meister, einen gewesenen Diaconus, zum Tode verurtheilen, und der Rohheit des Zeitalters gemäſs, öffentlich verbrennen lieſs [4]). In Westphalen verfuhr man gegen die noch vor kurzem verehrten Kreuzbrüder mit eiserner Strenge [5]), und in der Mark wie in allen übrigen deutschen Landen verfolgte man sie, als wären sie die Anstifter alles Unheils gewesen [6]). Unstreitig haben die Geiſselfahrten die Verbreitung der Pest überall begünstigt, und es liegt am Tage, daſs der finstere Wahn, der sie veranlaſste, ein neues Gift werden muſste für die ohnehin schon tief versunkenen Gemüther.

Dies alles hielt sich noch in den Schranken der rohen Schwärmerei, aber grauenvoll waren die Judenverfolgungen, die man sich in den meisten Ländern mit noch gröſserer Erbitterung erlaubte, als im zwölften

---

1) Albert. Argentinens. a. a. O.

2) Guillelm. de Nangis.

3) Ditmar, a. a. O.

4) Klose, Von Breslau. Dokumentirte Geschichte und Beschreibung. Bd. 2. Breslau 1781. 8. S. 190.

5) Limburger Chronik. S. 17.

6) Kehrberg's Beschreibung der Stadt Königsberg i. d. Neumark. 1724. 4. S. 240.

Jahrhundert, während der ersten Zeit der Kreuzzüge. Bei jeder mörderischen Seuche denkt das Volk zuerst an Vergiftung. Keine Belehrung fruchtet, der vermeinte Augenschein ist ihm Beweis, und es fordert gebieterisch die Opfer seiner Rache. Und wen konnte diese wohl anders treffen, als die Juden, die wuchernden, und in Erbitterung gegen die Christen lebenden Fremdlinge? Ueberall glaubte man, sie hätten die Brunnen vergiftet, oder die Luft verpestet [1]); sie allein sollten das grause Sterben über die Christenheit gebracht haben [2]). Dafür wurden sie mit schonungsloser Grausamkeit verfolgt, und der Wuth des Volkes entweder unmittelbar preisgegeben, oder von Blutgerichten verurtheilt, die nach aller Form der Gesetze die Scheiterhaufen errichten liefsen. In Zeiten dieser Art ist zwar viel die Rede von Schuld oder Unschuld, aber Hafs und Rachsucht reifsen den Verstand mit sich fort, und der geringste Anschein steigert den Verdacht zur Ueberzeugung. Es zeigt sich in diesen Blutscenen, die Europa im vierzehnten Jahrhundert befleckt haben, eine ähnliche Manie des Zeitalters, wie in den Verfolgungen der Hexen und Zauberer, und sie beweisen, wie diese, dafs der Wahn, der sich mit Hafs verbrüdert, und mit den niedrigsten Leidenschaften verflochten ist, in ganzen Völkern mächtiger sein kann, als Religion und gesetzliche Ordnung, ja selbst des Anscheins beider sich zu bemächtigen weifs, um das Schwert der lange verhaltenen Rache desto sicherer mit Blut zu tränken.

---

[1]) So berichtet der polnische Geschichtschreiber Dlugofs, a. a. O., während die meisten Zeitgenossen doch nur von Brunnenvergiftung sprechen. Man sieht, es kam bei der vorhandenen Gesinnung wenig darauf an, dieser Beschuldigung noch eine weit gefährlichere hinzuzufügen.

[2]) In Städten, wo keine Juden vorhanden waren, wie in Leipzig, Magdeburg, Brieg, Frankenstein u. m. a., beschuldigte man die Todtengräber desselben Verbrechens. S. Möhsen, Geschichte der Wissenschaften in der Mark Brandenburg. Bd. II. S. 265.

Ihren Anfang nahmen die Judenverfolgungen in Chillon, am Genfer See, im September und October 1348[1]), wo man die erste peinliche Untersuchung gegen sie veranlafste, nachdem sie schon lange vorher von dem Volke der Brunnenvergiftung beschuldigt worden waren; dann folgten ähnliche Auftritte in Bern und Freiburg im Januar 1349. Von Schmerz getrieben, gestanden die Gefolterten dies Verbrechen ein, und nachdem man in Zoffingen wirklich Gift in einem Brunnen gefunden haben wollte, so waren solche Beweise für alle Welt überzeugend, und die Verfolgung der verhafsten Schuldigen schien gerechtfertigt. Nun mögen wir auch gegen diese Thatsachen eben so wenig einwenden, als gegen die tausendfältigen Geständnisse der Hexen, denn die Fragen der fanatischen Blutgerichte waren so verwebt, dafs mit Hülfe der Folter die Antwort, die man haben wollte, erfolgen mufste; auch entspricht es der menschlichen Natur, dafs Verbrechen, die in aller Munde sind, wirklich von einigen aus Muthwillen oder Rache, oder wahnsinniger Erbitterung begangen werden; Verbrechen und Beschuldigung aber sind unter Umständen dieser Art nichts weiter, als die Ausgeburt eines wuthkranken Geistes der Völker, und die Ankläger, nach sittlichen Begriffen, die über allen Zeitaltern stehen, die schuldigeren Frevler.

Schon im Herbst 1348 verbreitete sich ein panischer Schrecken ob der geglaubten Vergiftung unter alle Völker, und vornehmlich in Deutschland überbaute man ängstlich alle Quellen und Brunnen, damit niemand aus ihnen trinken, oder die Speisen mit ihrem Wasser bereiten möchte; die Einwohner unzähliger Städte und Dörfer bedienten sich lange Zeit hindurch nur des Regen- und Flufswassers[2]). Auch verwahrte man mit grofser

---

[1]) S. die Originalverhandlungen hierüber im Anhange.

[2]) Hermanni Gygantis Flores temporum, sive Chronicon universale. Ed. Meuschen. Lugdun. Bat. 1743. 4. p. 139. — Hermann, ein Franziskaner-Mönch in Franken, schrieb im Jahre 1349

Strenge die Stadtthore, nur Zuverlässige wurden eingelassen, und fand man bei Fremden Arzneien oder andere Dinge, die man für giftig halten konnte — viele mögen dergleichen zu eigenem Schutz bei sich geführt haben — so zwang man sie, davon einzunehmen[1]). Durch diesen peinlichen Zustand von Entbehrung, Misstrauen und Argwohn steigerte sich begreiflich der Hass gegen die vermeinten Vergifter, und artete oftmals in grosse Volksbewegungen aus, die nur noch mehr geeignet waren, die wildesten Leidenschaften durcheinander toben zu lassen. Vornehme und Geringe verschworen sich ohne Scheu, die Juden mit Feuer und Schwert zu vertilgen und sie ihren Beschützern zu entreissen, deren sich so wenige fanden, dass in ganz Deutschland nur einige Orte genannt werden konnten, an denen man jene Unglücklichen nicht als Geächtete betrachtet und sie gemartert und verbrannt hätte[2]). Von Bern ergingen feierliche Aufforderungen an die Städte Basel, Freiburg im Breisgau und Strassburg, die Juden als Giftmischer zu verfolgen. Nun widersetzten sich zwar die Burgemeister und Rathsherren diesem Anmuthen, in Basel nöthigte sie aber das Volk zu dem eidlichen Versprechen, die Juden zu verbrennen, und ihren Religionsverwandten auf zweihundert Jahre die Stadt zu untersagen. Hierauf wurden sämmtliche Juden in Basel, deren Anzahl gewiss nicht unbedeutend war, in ein hölzernes, hierzu erbautes Behältniss eingesperrt, und mit diesem verbrannt, bloss auf das Geschrei des Volkes, und ohne Urtheil und Recht, das ihnen überdies nichts gefrommt haben würde. Bald darauf geschah dasselbe in Freiburg. Nun wurde auch ein förmlicher Landtag in Bennefeld im Elsass gehalten, wo die Bischöfe, Herren und Barone, so wie Abgeordnete der Grafen und

als Augenzeuge, während die empörendsten Blutscenen in ganz Deutschland vorgingen.

[1]) Guid. Cauliac. a. a. O.

[2]) Hermann, a. a. O.

der Städte sich beriethen, wie fernerhin gegen die Juden zu verfahren sei, und als sich hier die Abgeordneten von Strafsburg — nicht aber der Bischof dieser Stadt, der sich als ein wüthender Fanatiker zeigte — zu Gunsten der Verfolgten vernehmen liefsen, da sie nichts Nachtheiliges von ihnen wüfsten, so erregten sie lauten Unwillen, und man fragte sie stürmisch, warum sie denn ihre Brunnen verdeckt und die Eimer abgenommen? So kam ein blutiger Beschlufs zu Stande, und fand unter dem Pöbel, der dem Rufe der Grofsen und der hohen Geistlichkeit folgte, nur allzubereitwillige Vollstrecker [1]). Wo man nun die Juden nicht verbrannte, da verjagte man sie wenigstens, und so fielen sie umherirrend den Landleuten in die Hände, die mit Feuer und Schwert gegen sie wütheten, ohne menschliches Gefühl und ohne Scheu vor irgend einem Gesetz. In Speier versammelten sich die Juden in wilder Verzweifelung in ihren Häusern, und verbrannten sich selbst mit den Ihrigen. Die wenigen übrig gebliebenen wurden zur Taufe genöthigt, die Leichen der Ermordeten aber, die auf den Strafsen umherlagen, steckte man in leere Weinfässer und rollte sie in den Rhein, damit sie nicht die Luft verpesteten. Zugleich wurde das Volk verhindert, in die Brandstätten der Judengasse einzudringen, denn der Rath liefs selbst nach den Schätzen suchen, und soll deren beträchtliche gefunden haben. In Strafsburg wurden zweitausend Juden auf ihrem Begräbnifsplatze verbrannt, wo man ein grofses Gerüst aufgebaut hatte; wenige, die versprachen Christen zu werden, liefs man leben, und nahm ihre Kinder wieder vom Scheiterhaufen. Auch erregte die Jugend und Schönheit einiger Jungfrauen Mitleid, und man entrifs sie wider ihren Willen dem Tode, viele aber, die von der Brandstätte gewaltsam entsprangen, wurden in den Strafsen ermordet. Alle Pfänder und Schuldbriefe liefs der Rath den Schuldnern zurückgeben, und das vorgefundene

---

[2]) Albert. Argentin. — Königshoven, a. a. O.

Geld unter die Handwerke vertheilen [1]). Doch wollten viele ein so schnödes Blutgeld nicht annehmen, sondern schenkten es nach der Bestimmung ihrer Beichtväter Klöstern, empört über die Auftritte mordgieriger Habsucht, über die das wuthberauschte Volk der Pest zu vergessen schien [2]). In allen rheinischen Städten wiederholten sich während der nächsten Monate diese Gräuel, und nachdem einige Ruhe wiederhergestellt war, glaubte man ein gottgefälliges Werk zu thun, wenn man von den Steinen der verbrannten Häuser und den Grabmälern der Juden verfallene Kirchen wiederherstellte und Glockenthürme erbauete [3]).

In Mainz allein sollen 12,000 Juden einen qualvollen Tod gefunden haben. Geifseler hielten hier im August ihren Einzug: Juden geriethen hierbei mit Christen in Streit, und tödteten deren viele; als sie aber sahen, dafs sie der anwachsenden Uebermacht weichen mufsten, und nichts sie vom Untergange retten konnte, so verbrannten sie sich in ihren Häusern mit allen Ihrigen. So gaben denn auch an anderen Orten fanatische Geifselfahrten die Losung zu blutigen Auftritten, und da man überall mit der Mordgier eine unselige Bekehrungssucht verband, so wurde auch unter den Juden ein fanatischer Eifer rege, als Märtyrer ihres alten Glaubens zu sterben. Wie hätten sie sich auch mit Ueberzeugung dem Christenthum in die Arme werfen können, dessen Gebote nie frevelhafter übertreten worden sind? In Efslingen verbrannte

---

[1]) „Dies was ouch die vergift, die die Juden döttete," bemerkt Könighoven, wobei noch in Anschlag kommt, dafs ihre Vermehrung in ganz Deutschland bedenklich wurde, und die Art ihres Erwerbs, die man ihnen gleichwohl allein übrig liefs, aller Orten den Groll gegen sie nährte.

[2]) Man rifs z. B. reichen Israeliten auf ihrem Wege zur Brandstätte die Kleider vom Leibe, der eingenäheten Goldstücke wegen. Albert. Argentinens.

[3]) Ebend.

sich die ganze jüdische Gemeinde in ihrer Synagoge[1]), und oftmals sah man Mütter mit eigenen Händen ihre Kinder auf den Scheiterhaufen werfen, damit sie nicht getauft werden sollten, und dann selbst in die Gluth nachspringen[2]); kurz, wozu Fanatismus, Rachsucht, Habgier und Verzweiflung im furchtbaren Vereine den Menschen irgend treiben können — und wo ist hier die Gränze? — das geschah im Jahr 1349 in ganz Deutschland, Italien und Frankreich ungestraft und vor aller Welt Augen. Es schien, als wären der Pest nur Schandthaten und wahnsinniger Taumel, nicht aber Trauer und Betrübnifs gefolgt; die meisten, welche Erziehung und Standpunkt beriefen, die Stimme der Vernunft zu reden, führten selbst den rohen Haufen zu Mord und Plünderung. Fast alle Juden, die in der Taufe das Mittel zu ihrer Rettung gefunden, wurden späterhin nach und nach verbrannt, denn man liefs nicht ab, sie der Vergiftung des Wassers und der Luft zu beschuldigen, auch wurden mit ihnen viele Christen gefoltert und hingerichtet, die ihnen aus Menschenliebe oder Eigennutz Schutz hatten angedeihen lassen[3]). Andere zum Christenthum Uebergetretene bereueten ihren Abfall, und suchten, ihrem Glauben treu, den Tod[4]).

Der Menschlichkeit und Vernunft Clemens VI. ist auch in dieser Angelegenheit mit ehrender Anerkennung zu gedenken; doch war selbst die höchste kirchliche Macht unzureichend, der zügellosen Wuth Einhalt zu thun. Er beschützte nicht nur die Juden in Avignon, so viel er vermochte, sondern erliefs auch zwei Bullen, in denen er sie für unschuldig erklärte, und die christlichen Völker,

---

[1]) Spangenberg, a. a. O.

[2]) Guillelm. de Nang. — Dlugofs a. a. O.

[3]) Albert. Argentinens.

[4]) Spangenberg beschreibt eine solche Scene in Kostnitz.

wenn auch ohne Erfolg, ermahnte, von einer so grundlosen Verfolgung abzustehen[1]). Auch Kaiser Karl IV. war ihnen günstig, und suchte das Verderben von ihnen abzuwenden, wo er nur immer konnte; doch durfte er nicht das Schwert der Gerechtigkeit ziehen, und sah sich sogar genöthigt, dem Eigennutz der böhmischen Edelleute nachzugeben, die eine so erwünschte Gelegenheit nicht unbenutzt lassen wollten, sich ihren jüdischen Gläubigern mit Hülfe eines kaiserlichen Mandates zu entziehen[2]). Herzog Albert von Oestreich brandschatzte und plünderte seine Städte, die sich Judenverfolgungen erlaubt hatten, — ein zweckloses und unmenschliches Verfahren, das überdies vom Verdachte der Habsucht nicht frei ist, — doch konnte er in seiner eigenen Feste Kyburg einige hundert aufgenommene Juden nicht schützen, die von den Einwohnern schonungslos verbrannt wurden[3]). Noch einige andere Fürsten und Grafen, wie Ruprecht von der Pfalz, nahmen sich der Juden gegen grofses Schutzgeld an; dafür nannte man sie aber Judenherren, und sie geriethen in Gefahr, von dem Volke und ihren mächtigen Nachbarn bekämpft zu werden[4]). Den Verfolgten und Gemifshan-

---

[1]) Guillelm. de Nang. — Raynald.

[2]) Histor. Landgrav. Thuring. bei Pistor. a. a. O. V. I. p. 948.

[3]) Anonym. Leobiens. bei Pez, a. a. O.

[4]) Spangenberg. In der Mark ging es den Juden nicht besser als in ganz Deutschland. Markgraf Ludwig der Römer begünstigte sogar ihre Verfolgung, worüber Kehrberg a. a. O. S. 241. folgende urkundliche Nachricht erhalten hat: „Coram cunctis Christi fidelibus praesentia percepturis, ego Johannes dictus de Wedel, Advocatus inclyti Principis Domini Ludovici Marchionis, publice profiteor et recognosco, quod nomine Domini mei civitatem Königsberg visitavi et intravi, et ex parte Domini Marchionis Consulibus ejusdem civitatis in adjutorium mihi assumtis, Judaeos inibi morantes igne cremavi, bonaque omnia eorundem Judaeorum ex parte Domini mei totaliter usurpavi et assumsi. In cujus testimonium praesentibus meum sigillum appendi. Datum A. D. 1351. in Vigilia S. Matthaei Apostoli."

delten blieb zuletzt, wenn nicht Menschenfreunde auf eigene Gefahr sich ihrer erbarmten, oder ihnen Reichthümer zu Gebote standen, sich Schutz zu verschaffen, keine Freistätte, als das ferne Litthauen, wo der Herzog von Polen, Boleslav V. (1227 — 1279) ihnen schon früher Gewissensfreiheit bewilligt hatte, und König Casimir der Grofse (1333 — 1370), den Bitten seiner jüdischen Geliebten Esther nachgebend, sie aufnahm und ihnen ferneren Schutz angedeihen liefs[1]), woher dies Land noch gegenwärtig von einer grofsen Anzahl Juden bewohnt wird, die, wenn irgend eine Völkerschaft in Europa, die Erinnerung an das Mittelalter in eigenthümlicher Abgeschlossenheit festgehalten haben.

Noch einmal auf die Beschuldigungen gegen die grausam Verfolgten zurückzukommen, so ging in ganz Europa die Rede, die Juden ständen mit geheimen Vorstehern in Toledo in Verbindung, deren Anordnungen sie befolgten, und von denen sie Befehle erhielten über Vergiftung, Falschmünzerei, Ermordung von Christenkindern u. dgl.[2]). Das Gift bekämen sie über See, aus fernen Landen, bereiteten es aber auch selbst aus Spinnen, Eulen und anderen giftigen Thieren. Das Geheimnifs wäre aber, um nicht verrathen zu werden, nur ihren Rabbinern und Reichen bekannt[3]). Augenscheinlich waren es nur wenige, die eine so abenteuerliche Beschuldigung nicht für gegründet hielten, es spricht sich sogar in vielen Schriften des vierzehnten Jahrhunderts grofse Erbitterung gegen die vermeinten Giftmischer aus, die das furchtbare Vorurtheil

---

[1]) Basnage, Histoire des Juifs. A. la Haye 1716. 8. Tome IX. Part. 2. Liv. IX. Chap. 23. §. 12. 24. p. 664. 679. — Ueber den Zustand der Juden im Mittelalter gewährt dies ausgezeichnete Werk genügende Belehrung. Vergl. J. M. Jost, Geschichte der Israeliten seit der Zeit der Maccabäer bis auf unsere Tage. Th. VII. Berlin 1827. 8 S. 8. 262.

[2]) Albert. Argentin.

[3]) Hermann. Gygas, a. a. O.

recht deutlich erkennen läfst. Unglücklicherweise entlockte die Folter, nach den Geständnissen der ersten Schlachtopfer in der Schweiz, deren noch andere an vielen Orten. Einige bekannten sogar, Giftpulver in Beuteln aus Toledo und Verhaltungsbefehle durch heimliche Boten erhalten zu haben, auch fand man nicht selten Beutel dieser Art in den Brunnen, doch ermittelte sich auch nicht selten, dafs Christen sie hineingeworfen, wahrscheinlich um Mord und Plünderung zu veranlassen, wie denn Aehnliches auch bei den Hexenverfolgungen nachgewiesen werden kann[1]).

Diese Darstellung bedarf keiner weitern Zusätze. Ein lebendiges Bild der schwarzen Pest und des moralischen Elendes in ihrem Gefolge wird hiernach dem Kenner der Natur und der menschlichen Gesellschaft deutlich vorschweben. Ueber das Leben und die Zerrüttung in dem Innern der Häuser während dieser Weltseuche haben wir fast nur aus Italien glaubwürdige Nachrichten von guter Hand, welche der Vorstellung von dem Zustand der Familien in ganz Europa, bei Erwägung des Volksthümlichen in jedem Lande, zu Hülfe kommen können. „Als

---

[1]) Man sehe hierüber Königshoven, der die schätzbarsten Originalverhandlungen aufbewahrt hat. Die wichtigsten sind zehn peinliche Verhöre eben so vieler Juden zu Chillon, am Genfer See, gehalten im September und October 1348. (Im Anhange.) Sie förderten die abenteuerlichsten Bekenntnisse zu Tage, und bestätigten auf dem sogenannten Wege Rechtens den blutdürstigen Wahn, der die Scheiterhaufen anzündete. Abschriften dieser Acten wurden nach Bern und Strafsburg geschickt, wo sie die ersten Judenverfolgungen in Gang brachten. — Ferner die Urkunde über ein Schutz- und Trutzbündnifs des Bischofs von Strafsburg, Berthold von Götz, und vieler mächtigen Grafen und Herren, zu Gunsten der Stadt Strafsburg gegen Kaiser Karl IV. Dieser sah sich dadurch genöthigt, der Stadt Strafsburg eine Amnestie wegen der Judenverfolgungen zu bewilligen, die man in unseren Zeiten einer Kaiserkrone für unwürdig halten würde. Einiger anderen Actenstücke nicht zu gedenken, die nicht weniger deutlich den Geist des vierzehnten Jahrhunderts bezeichnen. S. 1021 f.

das Uebel allgemein geworden war" (es ist von Florenz die Rede), „da verschlossen sich die Herzen der Einwohner der Menschenliebe. Sie flohen die Kranken, und alles, was ihnen angehörte, und hofften auf diese Weise sich zu retten. Andere verschlossen sich mit ihren Weibern, Kindern und Gesinde in ihre Häuser, afsen und tranken, was köstlich und theuer war, aber mit äufserster Mäfsigkeit und mit Beseitigung alles Ueberflusses. Niemand erhielt zu ihnen Zutritt, keine Todes- und keine Krankennachricht durfte ihnen hinterbracht werden, im Gegentheil vertrieben sie sich die Zeit mit Gesang, Musik und mancherlei anderer Kurzweil. Andere dagegen hielten dafür, viel Essen und Trinken, Vergnügen aller Art und Befriedigung aller Neigungen sei, mit leichtem Sinn über alles, was da vorfiel, verbunden, die beste Arznei, und handelten auch danach. Sie wanderten Tag und Nacht von einem Wirthshause zum andern, und zechten ohne Maafs und Ziel, so viel sie gelüstete. Auf diese Weise wichen sie stets, so gut es gehen wollte, jedem Kranken aus, und überliefsen Haus und Gut dem Zufall, wie Menschen, deren Todesstunde geschlagen hat. Unter diesem allgemeinen Jammer und Elende war in der Stadt die Kraft und das Ansehn göttlichen und weltlichen Gesetzes verschwunden. Die meisten Beamten waren an der Pest gestorben, oder lagen krank, oder hatten so viele Glieder ihrer Familie verloren, dafs sie keine Dienste verrichten konnten; daher that von nun an ein Jeder, was ihm beliebte. Andere wählten in ihrer Lebensweise einen Mittelweg. Sie afsen und tranken nach Gefallen, gingen aus und trugen wohlriechende Blumen, Kräuter oder Gewürze mit sich herum, an denen sie von Zeit zu Zeit rochen, in der Meinung, dadurch das Haupt zu stärken, und den schädlichen Einflufs der durch die vielen Pestleichen und Kranken faul gewordenen Luft abzuwehren. Andere trieben die Vorsicht noch weiter, und dachten, kein besseres Mittel dem Tode zu entrinnen, sei, als zu fliehen. Diese verliefsen daher die Stadt, ihre Wohnungen, ihre Verwandten, und zogen, Weiber wie Männer, auf das Land. Dennoch starben auch viele von diesen, und zwar gewöhnlich einsam und von aller Welt verlassen, weil sie früher selbst das Beispiel dazu gegeben hatten. So geschah es denn, daſs nun bereits ein Bürger den andern, ein Nachbar den andern, der Verwandte den Verwandten floh, oder unbesucht lieſs, und zuletzt (so weit hatte der Schrecken alle Gefühle erstickt) der Bruder den Bruder, die Schwester die Schwester, die Gattin den Mann, und endlich sogar der Vater seine eigenen Kinder verlieſs, und unbesucht und ungepflegt ihrem eigenen Schicksal preisgab! Also blieben alle jene, welchen Hülfe gebrach, die Beute einiger habsüchtigen Dienstboten, die um hohen Lohn den Kranken bloſs Speise und Arznei reichten, und bei ihrem Tode zugegen waren, aber nicht selten unmittelbar ein Raub des Todes, und ihres schändlichen Gewinnes nicht froh wurden. Da erlosch auch alle Schaam und Zucht bei den Hülflosen. Frauen und Jungfrauen vergaſsen des Schaamgefühls, und überlieſsen die Sorge ihres Körpers ohne Unterschied Weibern und Männern des niedrigsten Standes. — Die Frauen, Verwandten und Nachbarn fanden sich nicht mehr wie sonst im Hause des Verstorbenen ein, um mit den Angehörigen desselben Leid zu tragen. Die Leichname wurden nicht mehr von den Nachbarn, nicht von einer zahlreichen Priesterschaft, unter Gesang und mit brennenden Wachskerzen, zu Grabe begleitet und von anderen Bürgern ihres Standes hinausgetragen. Viele starben ohne eines Menschen Gegenwart an ihrem Sterbebette, und nur sehr wenige waren so glücklich, unter Thränen und Beileid ihrer Freunde und Verwandten von hinnen zu scheiden. An die Stelle des Schmerzes und der Trauer war Gleichgültigkeit, Lachen und Scherz getreten, weil man dies, und zwar besonders von Seiten des Frauenvolkes, für heilsam hielt. Selten folgten zehn oder zwölf Begleitende dem Sarge, und an die Stelle der gewöhnlichen Leichenträger und Todtengräber waren gedungene Menschen von der niedrigsten Volksklasse getreten, die um den Lohn das Geschäft übernahmen, und von wenigen Priestern, oft ohne eine einzige Kerze, begleitet, den Leichnam in die erste nächste Kirche trugen, und dort in das nächste beste Grab versenkten, das noch Raum für denselben hatte. — Unter der Mittelklasse, besonders aber unter dem gemeinen Volke, war das Elend noch weit gröfser. Da blieben die allermeisten entweder aus Armuth oder aus Sorglosigkeit in ihren Wohnungen oder den nächsten Umgebungen, und starben daher zu Tausenden dahin. Viele endeten bei Tage oder bei Nacht ihr Leben auf der Strafse. Von vielen gab erst der Gestank ihrer verwesenden Leichname die Kunde des Todes den Nachbarn. Um nicht angesteckt zu werden, liefsen diese gewöhnlich die Leichen aus den Wohnungen wegnehmen, und vor die Hausthüre legen, wo jeden Morgen der Vorübergehende ganze Reihen derselben antreffen konnte. Man hatte nicht mehr für jeden Leichnam seine Bahre; gewöhnlich wurden deren drei und vier zusammengelegt, und es geschah, dafs Gatte und Gattin, Vater und Mutter, sammt zwei bis drei Söhnen, mit einander in derselben Bahre zu Grabe getragen wurden. Oft ereignete es sich, dafs zwei Priester unter Vortragung des Kreuzes einen Sarg begleiteten, auf dem Wege aber vier bis fünf andere an den Zug sich anschlossen, so dafs nun statt eines einzigen Todten, fünf bis sechs zu begraben waren."

So weit Boccaccio. Ueber das Verhalten der Priester bemerkt ein anderer Zeitgenosse[1]), in kleinen und grofsen Städten hätten sie sich furchtsam zurückgezogen, einigen Pflichttreuen und Muthvollen die geistlichen Verrichtungen überlassend. Auf den ganzen geistlichen Stand kann dies eben so wenig ein nachtheiliges Licht werfen, als ähnliche Beweise von Furcht und Herzlosigkeit auf die übrigen Stände. Die wohlthätigen Orden haben sich während

[1]) Guillelm. de Nangis. p. 110.

während der schwarzen Pest trefflich bewährt, und so viel Gutes gestiftet, als einzelnen Körperschaften in Zeiten so grofser Noth und Verderbnifs verstattet ist, wo Ergebung, Muth und edele Gefühle nur bei wenigen angetroffen werden, und Kleinmüthigkeit, Selbstsucht und böser Wille, mit verwandten Leidenschaften im Gefolge, die Herrschaft behaupten. Es war so viel Frevelhaftes und in so grofser Ausdehnung geschehen, dafs die Blüthen früherer Entwickelung verwelkten, und die Menschheit in den nächsten Geschlechtern ein böses Gewissen zurückbehielt.

6. Die Aerzte.

Wenden wir uns jetzt zu der ärztlichen Einsicht, welche dem „grofsen Sterben" entgegentrat, so mufs das Mittelalter Entschuldigung finden, wenn selbst Neuere der Meinung sind, dafs die Kunst des Arztes der morgenländischen Pest nicht gewachsen sei, und nur unter äufserst günstigen Umständen Rettung bringen könne[1]). Auch möge man wohl bedenken, dafs menschliche Wissenschaft und Kunst in grofsen Weltseuchen überaus ohnmächtig erscheinen, weil sie mit Naturkräften in Kampf gerathen, die sie nicht kennen, und die, wenn sie auch je in ihrem Gesammtwirken begriffen worden wären, oder begriffen werden könnten, ihnen doch immer unerreichbar bleiben würden, vornehmlich bei ungeordnetem Zustande der menschlichen Gesellschaft. Ueberdies hat jede neue Seuche ihr Eigenthümliches, das auf den ersten Blick um so weniger durchschaut werden kann, als während der Niederlagen Furcht und Bestürzung den stolzen Geist demüthigen. Die Aerzte des vierzehnten Jahrhunderts haben während der schwarzen Pest geleistet, was bei dem Zustand ihrer Heilkunde menschlicher Einsicht möglich

---

[1]) „Curationem omnem respuit pestis confirmata." Chalin, pag. 33.

war, und ihre Erkenntnifs der grofsen Krankheit war keinesweges gering. Sie haben nach Menschenart Vorurtheile gehegt, und diese vielleicht zu hartnäckig vertheidigt; einige dieser Vorurtheile lagen aber in der Denkweise des Jahrhunderts, und galten als unbezweifelte Wahrheit, andere bestehen noch bis auf diese Stunde fort. Ihre Nachkommen im neunzehnten Jahrhundert mögen daher die Vorzüge ihres Wissens nicht zu hoch anschlagen, auch sie werden dereinst strenger Beurtheilung nicht entgehen, auch sie wird man mit Grund menschlicher Schwäche und Kurzsichtigkeit beschuldigen.

Die medicinische Facultät zu Paris, die berühmteste des vierzehnten Jahrhunderts, erhielt den Auftrag, über die Ursachen der schwarzen Pest und eine zweckmäfsige Lebensordnung während ihres Herrschens, ihr Gutachten abzugeben. Dies ist merkwürdig genug, um hier eine Stelle zu finden:

„Wir, die Mitglieder des Collegiums der Aerzte zu Paris, haben nach reiflicher Ueberlegung und Berathung über das jetzige Sterben, den Rath unserer alten Meister in der Kunst eingeholt, und wollen hiermit die Ursachen dieser Pestilenz deutlich und offener an den Tag legen, als es nach den Regeln und Grundsätzen der Astrologie und Naturwissenschaft geschehen könnte. Demnach erklären wir: Es ist bekannt, dafs in Indien, in der Gegend des grofsen Meeres, die Gestirne, welche die Strahlen der Sonne und die Wärme des himmlischen Feuers bekämpften, ihre Macht besonders gegen jenes Meer ausübten, und mit seinen Gewässern heftig stritten. Daher entstehen oft Dämpfe, welche die Sonne verhüllen, und ihr Licht in Finsternifs verwandeln. Diese Dämpfe wiederholten ihr Auf- und Niedersteigen 28 Tage lang unaufhörlich, aber am Ende wirkten Sonne und Feuer so gewaltig auf das Meer, dafs sie einen grofsen Theil desselben an sich zogen, und sich das Meeres-Gewässer in Dampfsgestalt emporhob. Dadurch wurden nun in einigen Gegenden die Gewässer dermaafsen verdorben, dafs die Fische in denselben starben. Dieses verdorbene Wasser aber konnte die Sonnenhitze nicht verzehren, und eben so wenig konnte anderes gesundes Wasser, Hagel, oder Schnee und Reif daraus entstehen. Vielmehr verbreitete sich dieser Dampf durch die Luft in viele Weltgegenden, und hüllte dieselben in Nebel ein. Solches geschah in ganz Arabien, einem Theile von Indien, auf Kreta, in den Ebenen und Thälern von Macedonien, in Ungarn, Albanien und Sicilien. Kommt eben dasselbe nun auch noch nach Sardinien, so bleibt kein Mensch am Leben, und das gleiche wird auch auf allen Inseln und in den anstofsenden Ländern der Fall sein, wohin dieser verdorbene Seewind aus Indien kommt, oder bereits gekommen ist, so lange die Sonne im Zeichen des Löwen steht. Wenn die Bewohner jener Gegenden nicht nachfolgende, oder ähnliche Mittel und Vorschriften anwenden und befolgen, so künden wir ihnen den unausbleiblichen Tod an, wenn anders die Gnade Christi ihnen das Leben nicht erhält."

„Wir sind des Dafürhaltens, dafs die Gestirne mit Hülfe der Natur sich bestreben, durch ihre göttliche Macht das Menschengeschlecht zu schützen und zu heilen, sofort mit den Sonnenstrahlen den Nebel zu durchbrechen, durch die Kraft des Feuers wirkend. Es wird demnach binnen zehn Tagen, und bis zum 17. nächsten Monats Juli, dieser Nebel sich in einen stinkenden, schädlichen Regen verwandeln, wodurch die Luft wieder sehr gereinigt werden wird. Sobald nun dieser Regen sich durch Donner oder Hagel ankündigt, soll jedermann von euch sich vor der Luft hüten, und sowohl vor als nach dem Regen starkes Feuer von Reebholz, grünem Lorbeer oder anderem grünen Holz anzünden. Auch soll man Wermuth und Chamomillen in grofser Quantität auf den öffentlichen Plätzen, in anderen stark bewohnten Gegenden, und in den Häusern verbrennen. Bevor nun die Erde nicht ganz wieder ausgetrocknet ist, und noch drei Tage danach, soll niemand auf das Feld gehen. Während dieser Zeit soll man nicht vielerlei Speise zu sich nehmen, und sich vor der

Kühle des Abends, der Nacht und des Morgens in Acht nehmen. Schwimmendes oder fliegendes Geflügel, junge Schweine, altes Ochsenfleisch, und überhaupt fettes Fleisch soll man nicht essen. Dagegen esse man Fleisch, das sein gehöriges Alter hat, warmer und trockener Natur ist, keinesweges aber hitzend und reizend. Brühen mit gestoſsenem Pfeffer, Ingwer und Gewürznelken versetzt, soll man essen, besonders sollen das jene thun, welche gewohnt sind, mäſsig und mit Auswahl zu speisen. Schlafen bei Tage ist nachtheilig; man schlafe Nachts bis Sonnenaufgang, oder etwas länger. Zum Frühstück trinke man wenig, das Abendessen nehme man um 23 Uhr, wobei man dann mehr trinken kann, als am Morgen. Zum Getränk bediene man sich klaren, leichten Weines, mit einem Fünftel oder Sechstel Wasser vermischt. Getrocknete oder frische Früchte mit Wein genossen, schaden nicht, aber ohne Wein werden sie tödtlich. Rothe Rüben und anderes Gemüse, eingemacht oder frisch genossen, ist schädlich. Dagegen sind gewürzhafte Kräuter, als: Salbei oder Rosmarin, sehr gesund. Der Genuſs kalter, feuchter, wässeriger Speisen ist gröſstentheils nachtheilig. Ausgehen bei Nacht, und zwar bis zur dritten Stunde nach Mitternacht, ist des Reifes wegen lebensgefährlich. Von Fischen soll man nur kleine und aus Flüssen kommende essen. Zu viel Bewegung ist nachtheilig; man halte sich mehr warm, als gewöhnlich, und schütze sich so vor Feuchtigkeit und Kälte. Mit Regenwasser soll man nicht kochen, und jedermann hüte sich vor dem Regen. Regnet es, so genieſse man nach Tische etwas feinen Theriak. Wer fett ist, setze sich der Sonne nicht aus. Man wähle nur guten, feinen Wein, trinke des Tages öfter, aber jedesmal nur wenig. Olivenöl zur Speise ist tödtlich. Eben so nachtheilig sind Fasten oder übermäſsige Enthaltsamkeit, Gemüthsunruhe, Zorn und unmäſsiges Trinken."

„Die jungen Leute haben insbesondere sich im Herbst von allen diesen Dingen zu enthalten, wenn sie nicht Gefahr laufen wollen, an der Dysenterie zu sterben. Um den Leib gehörig offen zu erhalten, soll man, wenn es nöthig wird, ein Klystier oder andere leichte Mittel anwenden. Bäder sind schädlich. Der Weiber mufs man sich bei Todesgefahr enthalten, und denselben weder beiwohnen, noch mit ihnen in einem Bette schlafen. Das soll sich jedermann wohl gesagt sein lassen, besonders jene, die am Meere oder auf einer Insel wohnen, wohin der schädliche Wind gedrungen ist."[1])

Auf welche Veranlassung dies abenteuerliche Gutachten ausgearbeitet worden sei, kann nicht mehr ausgemittelt werden, wenn selbst daran gelegen wäre, es zu wissen. Offenbar gereicht es aber weder der Pariser Facultät, noch überhaupt dem vierzehnten Jahrhundert zur Ehre. Die berühmte Facultät befand sich in der peinlichen Lage, auf Verordnungsweise zu sein, und einen Kernschufs von Gelehrsamkeit nach einem Feinde zu thun, der sich in düstre Nebel hüllte, von dessen Natur sie keine Ahnung hatte. Sie liefs sich daher verleiten, ihre Unwissenheit mit absprechenden Behauptungen zu verdecken, und indem sie der Welt in ihrem Glanze erscheinen wollte, zeigte sie sich den Verständigen in kläglicher Schwäche. Nun möchten wohl einige glauben, dafs bei dem Zustande der Wissenschaften im vierzehnten Jahrhunderte überhaupt keine verständigen Aerzte gelebt haben; aber das ist ganz gegen die Gesetze menschlicher Entwickelung, und widerstreitet der Geschichte. Die wahre Einsicht eines Zeitalters zeigt sich allein in seiner Litteratur: hier legen die Besten die Früchte ihrer Erfahrungen und ihres Nachdenkens nieder, ohne Eigenliebe und selbstsüchtige Zwecke, hier allein redet der Genius det Wahrheit vernehmbar. Es ist kein Grund vorhanden, zu glauben, dafs Männer dieser Art im vierzehnten Jahrhundert um ihre Ansicht öffentlich befragt worden wären: um so mehr mufs die

---

[1]) Jacob. Francischini de Ambrosiis. Im Anhange der Istorie Pistolesi, bei Muratori, Tom. XI. p. 528.

unbestechliche Geschichte sich ihrer annehmen und ihnen Gerechtigkeit widerfahren lassen.

Die erste Stimme in dieser Angelegenheit gebührt einem sehr berühmten Lehrer in Perugia, Gentilis von Foligno, der am 18. Juni 1348 als Opfer seiner Pflichttreue von der Pest weggerafft wurde [1]. Arabischen Vorbildern und dem allverehrten Galen ergeben, glaubte er, wie alle seine Zeitgenossen, an eine faulige Verderbnifs des Blutes in den Lungen und im Herzen, die von der verpestenden Atmosphäre veranlafst werde, und sich alsbald dem ganzen Körper mittheilte. Es schien ihm daher alles auf hinreichende Luftreinigung durch grofse Loderfeuer aus wohlriechendem Holze, in der Nähe der Gesunden wie der Kranken, und nicht minder auf eine zweckmäfsige Lebensordnung anzukommen, damit die Fäulnifs die Kranken nicht überwältige. Althergebrachten Begriffen gemäfs verliefs er sich auf anfängliche Reinigungsaderlässe und Abführungen, verordnete den Gesunden, sich häufig mit Essig oder Wein zu waschen, ihre Wohnungen mit Essig zu scheuern, und oftmals an Kampher oder anderen flüchtigen Stoffen zu riechen. Hierüber gab er in arabistischer Weise weitläufige Vorschriften, mit grofsem Aufwande verschiedenartiger Arzneien, von deren Heilkräften wundersame Dinge geglaubt wurden. Von superlunarischen Einflüssen hielt er wenig, sofern es ihm auf die Krankheit selbst ankam; deshalb liefs er sich auch auf die grofsen Streitigkeiten der Astrologen nicht ein, sondern behielt nur immer als ärztlichen Gegenstand die Vergiftung des Lungen- und Herzblutes im Auge. Er glaubte an eine fortschreitende Verpestung von Land zu Land, wie diese noch heutigen Tages angenommen werden müfste, und die Ansteckungskraft des Uebels, selbst in

---

[1]) Gentilis de Fulgineo Consilia. De peste Cons. I. II. fol. 76. 77. Venet. 1514. fol.

der Nähe der Pestkranken, war ihm aufser allem Zweifel[1]). Hierin waren überhaupt alle verständigen Zeitgenossen eines Sinnes, auch erforderte es wohl keiner grofsen Geistesgaben, von einem so handgreiflichen Augenschein sich überzeugen zu lassen. Ueberdies stammen richtige Begriffe über Ansteckung schon aus dem fernen Alterthum, und waren in das vierzehnte unverändert übergegangen. Schon in Plato's Zeitalter war die Kenntnifs der Ansteckungskraft bösartiger Augenentzündungen, an der auch im Mittelalter kein Arzt zweifelte[2]), allgemein unter dem Volke[3]); doch haben in neuer Zeit die Chirurgen grofse Bände mit einseitigen Streitigkeiten hierüber gefüllt. Die ganze Sprache des Alterthums hatte sich den Begriffen des Volkes über Ansteckung von pestartigen Krankheiten angeschlossen, und ihre Bezeichnungen waren ohne Vergleich sinnreicher, als in den Zungen neuerer Völker[4]).

Anordnungen zum Schutz der Gesunden gegen ansteckende Krankheiten, deren Nothwendigkeit sich aus diesen Begriffen ergiebt, wurden von den Völkern des Alterthums als nützlich angesehen, und von vielen, deren Verhältnisse es gestatteten, in ihren Häusern ausgeführt. Es wurde selbst eine vollständige Absonderung der Kranken von den Gesunden, dies unerläfsliche Schutzmittel gegen Berührungsansteckung, von Aerzten im zweiten Jahrhundert n. Chr. in Vorschlag gebracht, damit der Verbreitung des Aussatzes Einhalt geschähe; aber man erklärte sich entschieden dagegen, weil die Heilkunst einer

---

[1]) — „venenosa putredo circa partes cordis et pulmonis de quibus exeunte veneno vapore, periculum est in vicinitatibus." Cons. I. fol. 76 a.

[2]) Lippitudo contagione spectantium oculos afficit. — Chalin de Vinario p. 149.

[3]) S. des Verf. Geschichte der Heilkunde. Bd. II. S. 111.

[4]) Vergl. Marx, Origines contagii. Caroliruh. et Bad. 1824. 8.

solchen Härte sich nicht schuldig machen dürfe[1]). Diese Milde im Alterthum, in dessen Sinnesart Unmenschlichkeit so oft und so unverhüllt hervortritt, könnte Verwunderung erregen, wenn sie nicht bloſs scheinbar wäre. Der wahre Grund der Unterlassung öffentlichen Schutzes gegen pestartige Krankheiten lag in der ganzen Idee und Verfassung der menschlichen Gesellschaft, er lag in der Nichtachtung des Menschenlebens, von welcher die groſsen Völker des Alterthums auf jeder Seite ihrer Geschichte Beweise gegeben haben. Man glaube ja nicht, daſs diesen die Einsicht über die Verbreitung ansteckender Krankheiten abgegangen sei. Sie war vielmehr bei ihnen so vollständig und wohlbegründet, wie nur irgend in neueren Zeiten; aber sie trat nur hervor, wo das Eigenthum, nicht wo Menschenleben im Groſsen zu schützen war. Daher hemmte man im Alterthum die Viehseuchen ganz allgemein durch Absonderung der gesunden von den erkrankten Thieren. Die Heerden allein erfreuten sich des Schutzes gegen ansteckende Krankheiten, den man in der menschlichen Gesellschaft für unausführbar hielt, weil man ihn nicht anwenden wollte[2]). Daſs die Staaten im vierzehnten Jahrhundert noch nicht so weit fortgeschritten waren, um allgemeine Maaſsregeln zur Hemmung der Pest in Ausführung zu bringen, bedarf wohl keines besonderen Beweises. Die Aerzte konnten daher nur öffentliche Luftreinigung durch groſse Feuer anrathen, wie dies auch im Alterthum oftmals in Anwendung gekommen war, und muſsten den einzelnen Familien es überlassen, entweder in der Flucht ihr Heil zu suchen, oder sich in ihre Wohnungen einzuschlieſsen[3]), ein Mittel, das in gewöhnlichen

---

[1]) Cael. Aurelian. Chron. L. IV. c. 1. p. 497. Ed. Amman. „Sed hi aegrotantem destituendum magis imperant, quam curandum, quod a se alienum humanitas approbat medicinae."

[2]) Geschichte der Heilkunde, Bd. II. S. 248.

[3]) Chalin versichert ausdrücklich, daſs viele Nonnenklöster bei verschlossenen Pforten von der Ansteckung frei geblieben wären.

Pesten ausreicht, hier aber keine vollkommene Sicherheit gewährte, weil während der gröfsten Wuth der Seuche die Pestluft ganze Städte durchdrang.

Von astralischen Einflüssen, welche das grofse Sterben hervorgebracht haben sollten, waren Aerzte und Gelehrte so vollkommen überzeugt, wie vom Augenschein des Wirklichen. Allgemein wurde eine grofse Conjunction der drei oberen Planeten, Saturn, Jupiter und Mars, im Zeichen des Wassermannes, welche nach Guy von Chauliac am 24. März 1345 erfolgt war, als Hauptursache der schwarzen Pest angenommen. In der Angabe des Tages stimmte dieser, in die Astrologie tief eingeweihte Arzt mit anderen nicht überein, woraus sich mannigfache, für das Zeitalter wichtige, für uns aber gleichgültige Streitigkeiten entspannen; darin kam man jedoch überein, dafs Conjunctionen von Planeten die untrüglichsten Vorzeichen mächtiger Begebenheiten wären, grofser Umwälzungen der Reiche, neuer Propheten, mörderischer Seuchen und anderer Dinge, welche die Menschen in Angst und Schrecken setzen. Kein ärztlicher Schriftsteller des vierzehnten und funfzehnten Jahrhunderts vergifst sie unter den allgemeinen Vorboten grofser Seuchen aufzuführen, wenn die Gelegenheit sich darbietet. Wir unseres Theils können die Astrologie des Mittelalters nicht für eine blofse Ausgeburt des Aberglaubens halten. Sie hat nicht nur eine hohe historische Bedeutung, wie alle Ideen, welche die Menschen begeistern und leiten, ganz abgesehen von Irrthum oder Wahrheit — denn der Einflufs beider ist gleich mächtig —, sondern es erhielten sich auch in ihr, wie in der Alchymie, grofsartige Gedanken des Alterthums, deren sich die neuere Naturphilosophie so wenig schämt, dafs

---

Bemerkenswerth ist es, und den herrschenden Begriffen ganz angemessen, dafs man allgemein den Aufenthalt in dicker, feuchter Luft für zuträglicher und schützender hielt, weil sie dem astralischen Einflufs undurchdringlicher sei, indem die niedere Ursache die höhere abhalte. Chalin. p. 48.

sie dieselben als ihr Eigenthum in Anspruch nimmt. Hierher gehört vor allem die Idee von dem allgemeinen Leben, das sich durch das ganze Weltall ergiefst, ausgesprochen von den gröfsten hellenischen Weisen, und vererbt auf das Mittelalter durch die neuplatonische Naturphilosophie. Dieser Ahnung eines Weltorganismus konnte die Annahme eines gegenseitigen Einflusses der Weltkörper[1]) nicht fremd bleiben, die nur erst aufhörte, einer höheren Naturansicht zu entsprechen, als die Astrologen mit kleinlichen und mystischen Berechnungen die Gränzen menschlicher Erkenntnifs überschritten.

Guy von Chauliac hielt den Einflufs der Conjunction, den man sich als ganz dynamisch vorstellte, für die höhere allgemeine Ursache der schwarzen Pest; die krankhafte Beschaffenheit der Körper, Verderbnifs der Säfte, Schwäche, Verstopfung u. dgl., für die besondere, untergeordnete[2]). Durch jene wurde seiner Meinung nach die Beschaffenheit der Luft und der übrigen Elemente so verändert, dafs sie, gleichwie der Magnet Eisen anzieht, giftige Säfte nach den inneren Theilen des Körpers in Bewegung setzte, woraus anfänglich Fieber und Blutspeien, späterhin aber Ablagerung in Form der Drüsen und Brandbeulen entstand. Hierin lag der Begriff der epidemischen Constitution klar und zeitgemäfs ausgesprochen. Von der Ansteckung war Guy von Chauliac vollkommen überzeugt, suchte sich selbst dagegen durch die gebräuchlichen Mittel zu schützen[3]), und wahrscheinlich war er es, der

---

[1]) Man nannte denselben, Affluxus oder Forma specifica, und verglich ihn mit der Wirkung des Magnets auf das Eisen und des Bernsteins auf die Spreu. Chalin de Vinar. p. 23.

[2]) Causa universalis agens — causa particularis patiens. — Dem entsprechen bei Chalin die Ausdrücke Causa superior et inferior.

[3]) Abführungen mit Aloëpillen, Aderlafs, Luftreinigung durch grofse Feuer, Gebrauch des Theriaks, häufiges Riechen an flüchtigen Stoffen, aus denen man eigene „poma" bereitete, Einnehmen von

dem Papst Clemens VI. den Rath ertheilte, sich für die Dauer der Seuche einzuschliefsen. Für die Stadt Avignon aber war die Erhaltung dieses Papstes überaus seegensreich, denn er überhäufte die Armen mit zweckmäfsigen Wohlthaten, sorgte für gute Krankenwärter, und besoldete selbst Aerzte, um zu helfen, wo menschliche Kräfte nützen konnten, eine Einrichtung, deren sich vielleicht keine andere Stadt zu erfreuen hatte[1]). Nun war aber die Behandlung der Pestkranken in Avignon keinesweges verwerflich, denn nach den gebräuchlichen Aderlässen und Abführungen, wo die Umstände diese oder jene erforderten, suchte man die Drüsen zu zeitigen, die Brandbeulen aber schnitt man ein, oder brannte sie mit dem Glüheisen, ein Verfahren, das zu allen Zeiten sich als hülfreich bewährt, und in der schwarzen Pest Unzählige erhalten hat. Am meisten wurden in dieser Stadt die in thierischer Unreinlichkeit lebenden Juden und die Spanier heimgesucht, welche Chalin grofser Unmäfsigkeit bezüchtigt[2]).

Noch deutlichere Begriffe über die Ursachen der Pest trug Galeazzo di Santa Sofia seinen Zeitgenossen im vierzehnten Jahrhundert vor, ein Paduanischer Gelehrter, der auch in Wien, jedoch unbestimmt, in welchem Jahre, Pestkranke behandelt hat[3]). Er unterscheidet sorgfältig die Pestilenz von der Epidemie und Endemie. Der Gesammtbegriff der beiden ersten fällt genau mit dem von epidemischer Constitution zusammen, denn beide bestehen

---

armenischem Bolus, einem von den Arabern herstammenden, und im ganzen Mittelalter eben so beliebten als gemifsbrauchten Pestmittel, und Genufs säuerlicher Dinge, um der Fäulnifs zu widerstehen. Die Flucht scheint G. v. Chauliac vielen angerathen zu haben. A. a. O. p. 115. — Vergl. Chalin L. II., der hierüber die trefflichsten Vorschriften giebt.

[1]) Auger. de Biterris a. a. O.

[2]) L. I. c. 4. p. 39.

[3]) Fol. 32. a. a. O.

ihm in einer unbekannten Luftveränderung oder Verderbnifs, nur dafs die Pestilenz Krankheiten verschiedener Art, die Epidemie dagegen immer dieselbe Krankheit hervorruft. Als Beispiel einer Epidemie führte er einen Husten (Influenza) auf, welchen man in allen Erdstrichen zu gleicher Zeit ohne wahrnehmbare Ursache beobachtet habe; das Herannahen einer Pestilenz aber erkannte er, abgesehen von ungewöhnlichen Naturerscheinungen, aus dem häufigeren Vorkommen verschiedenartiger Fieber, welchen die neueren Aerzte einen nervösen und fauligen Charakter beilegen würden. Die Endemie entsteht nach ihm nur aus örtlichen tellurischen Veränderungen, aus schädlichen Einflüssen, die sich in der Erde und im Wasser entwickeln, ohne Luftverderbnifs. Diese Begriffe wurden zu seiner Zeit, verschiedentlich durcheinander geworfen, wie alles von dem menschlichen Verstande durch zu scharfe Gränzlinien Geschiedene; die Würdigung der kosmischen Einflüsse aber in der Epidemie und Pestilenz ist überaus beifallswerth, und Santa Sofia stimmt hier nicht nur mit den Einsichtsvollen des vierzehnten und funfzehnten Jahrhunderts überein, sondern er hat auch einen Gedanken ausgesprochen, der noch gegenwärtig den kaum angefangenen Untersuchungen über kosmische Einflüsse zum Grunde gelegt werden mufs[1]). Pestilenz und Epidemie bestehen nicht in Veränderungen der vier ersten Qualitäten[2]), sondern in einer dynamischen, den Sinnen nicht erkennbaren, durchaus immateriellen Luftverderbnifs (corruptio aëris non substantialis, sed qualitativa) — in einem Mifsverhältnifs der Imponderabilien in der Atmosphäre, wie man in neuerer Zeit sich ausdrücken würde[3]). Ursachen der Pestilenz

[1]) Galeacii de Sancta Sophia Liber de Febribus. Venet. 1514. fol. (Zusammengedruckt mit Guilelmus Brixiensis, Marsilius de Sancta Sophia, Ricardus Parisiensis. fol. 29 seq.)

[2]) Wärme, Kälte, Trockenheit, Feuchtigkeit.

[3]) Derselben Ueberzeugung ist der geistreiche Chalin. „Obscurum interdum esse vitium aëris, sub pestis initia et menses pri-

und der Epidemie sind vor allen astralischer Einfluſs, besonders bei Conjunctionen von Planeten, ausgebreitete Fäulniſs thierischer und vegetabilischer Körper, und tellurische Schädlichkeiten (corruptio in terra), wozu noch auſserdem schlechte Nahrung und Mangel das Ihrige beitragen können. Fäulniſs der im Meere umgekommenen und wieder ausgeworfenen Heuschrecken, vereint mit astralischem und tellurischem Einfluſs, hielt Santa Sofia für die Ursache der Pestilenz in den verhängniſsvollen Jahren des groſsen Sterbens.

Alle Fieber, welche durch Pestilenz hervorgerufen werden, gehören ihm zu den fauligen, denn sie entstehen hauptsächlich durch Fäulniſs des Herzblutes, die bei dem Einathmen der verpesteten Luft unvermeidlich ist. Die morgenländische Pest aber wird zwar zuweilen durch Pestilenz veranlaſst (?), welche ihr einen der menschlichen Natur feindlichen Charakter (qualitas occulta) mittheilt, aber bei weitem nicht immer, sondern sie entsteht auch oft aus anderen Ursachen, unter denen dieser Arzt auch die Ansteckung zu würdigen wuſste, — wobei noch bemerkt zu werden verdient, daſs er Pocken- und Masernepidemieen, wie noch gegenwärtig Aerzte und Völker im Orient[1]), für die unverkennbaren Vorboten von Pestseuchen hielt.

In der Aufstellung der therapeutischen Gesichtspunkte der Pest zeigt sich bei Santa Sofia wiederum eine Klarkeit des Geistes, die dem Zeitalter zur Ehre gereicht. Es schien ihm anzukommen: 1) auf Ausleerung der fauligen

---

mos, hoc est argumento: quod cum nec odore tetro gravis, nec turpi colore foedatus fuerit, sed purus, tenuis, frigidus, qualis in montosis et asperis locis esse solet, et tranquillus, vehementissima sit tamen pestilentia infestaque, etc. p. 28. — Nicht anders haben sich die neuesten Beobachter der Malaria ausgesprochen.

[1]) Vergl. Enr. di Wolmar, Abhandlung über die Pest. Berlin 1827. 8.

Stoffe durch Abführungen und Aderlässe; doch wollte er diese nicht ohne Unterschied und Ueberlegung verordnet wissen, am wenigsten wo die Beschaffenheit des Blutes untadelhaft sei; auch erklärte er sich entschieden gegen das Aderlafs bis zur Ohnmacht (venaesectio eradicativa); 2) Stärkung des Herzens und Hinderung der Fäulnifs; 3) zweckmäfsige Lebensordnung; 4) Luftverbesserung; 5) zweckmäfsige Behandlung der Drüsen und Brandbeulen, mit erweichenden, selbst scharfen Umschlägen (Senf, Lilienzwiebeln), so wie mit glühendem Gold und Eisen; endlich 6) Beachtung hervorstechender Zufälle. Die Vorräthe der arabistischen Heilmittellehre, die er zu allen diesen Zwecken in Bewegung setzte, waren allerdings sehr beträchtlich; man bedenke aber wohl, dafs gröfstentheils gelinde Mittel gehäuft wurden, die im Falle des Mifsbrauches nicht eben schaden konnten, denn der Charakter der arabischen Heilkunde, deren Grundsätze in dieser Zeit überall befolgt wurden, war Milde uud Vorsicht. Deshalb können wir auch nicht glauben, dafs eine sehr weitschweifige Abhandlung von Marsigli di Santa Sofia [1]), einem gleichzeitigen Verwandten von Galeazzo, über die Vorbauung und Behandlung der Pest, erheblichen Schaden gestiftet haben möge, wiewohl man vielleicht auch im vierzehnten Jahrhundert eine behagliche Breite und zuversichtliche Behauptungen über Dinge, die kein Sterblicher erforscht hat, oder die zu unterscheiden sehr gleichgültig ist, für Beweise eines kostbaren praktischen Talentes hielt.

Dafs die mitgetheilten Ansichten der berühmtesten Aerzte des vierzehnten Jahrhunderts allgemein wurden, zeigt die Uebereinstimmung der gleichzeitigen und späteren Schriftsteller. Unter ihnen ist Chalin de Vinario der erfahrenste. Der Astrologie noch mehr als sein berühmter Zeitgenosse ergeben, erkennt er doch auch die grofse Wirksamkeit tellurischer Einflüsse an, und erklärt

---

[1]) Tractatus de febribus. fol. 48. b. i. d. a. A.

sich sehr verständig über die ganz unbestrittene Ansteckkung, bemüht, die Pflichtvergessenheit vieler Chirurgen und Aerzte seiner Zeit damit zu entschuldigen [1]). Kühn und der Wahrheit gemäfs sprach er es aus, dafs alle epidemischen Krankheiten ansteckend [2]), und alle Fieber epidemisch werden können, was aufmerksame Beobachter aller späteren Jahrhunderte bestätigt haben. Ueber das Aderlafs äufsert er sich mit Einsicht, wie ein vielerfahrener Arzt, doch konnte er begreiflich die Blutgier unwissender Mönche nicht bezähmen. Kranken unter vierzehn Jahren scheute er sich, Blut aus der Ader zu entziehen, nur durch blutiges Schröpfen bekämpfte er bei ihnen entzündliche Aufwallungen, und suchte die Entzündung der Drüsen durch Blutegel zu mäfsigen [3]). Die meisten, denen man zur Ader gelassen, starben, deshalb sparte er dies Mittel für die Vollblütigen auf, besonders für die päpstlichen Hofleute und die gleifsenden Priester, die er sinnlichen Begierden fröhnen, und während sie Christus pomphaft heuchelten, dem Epi-

---

[1]) De Peste Liber, pura latinitate donatus a Jacobo Dalechampio. Lugdun. 1552. 16. p. 40. 188. „Longe tamen plurimi congressu eorum qui fuerunt in locis pestilentibus periclitantur et gravissime, quoniam e causa duplici, nempe et aëris vitio, et eorum qui versantur nobiscum, vitio. Hoc itaque modo fit, ut unius accessu in totam modo familiam, modo civitatem, modo villam, pestis invehatur." Vergl. p. 20: „Solae privatorum aedes pestem sentiunt, si adeat qui in pestilenti loco versatus est." — „Nobis proximi ipsi sumus, nemoque est tanta occoecatus amentia, qui de sua salute potius quam aliorum sollicitus non sit, maxime in contagione tam cita et rapida." Eine ziemlich lockere Moral, welche niedriger Gesinnung sehr förderlich und der Ehre des ärztlichen Standes sehr gefährlich werden könnte; bei Chalin aber, abgesehen von der Unvermeidlichkeit der Pestansteckung in unreinlichen Wohnungen, darin Entschuldigung findet, dafs er sie nicht auf sich selbst angewandt hat.

[2]) Morbos omnes pestilentes esse contagiosos, audacter ego equidem pronuntio et assevero. p. 149.

[3]) P. 162. 163.

kur nachahmen sah [1]). Mit dem Glüheisen wollte er die Beulen nur in der fieberlosen Pest brennen, die in einzelnen Fällen vorkam [2]), immer bereit, die voreiligen Wundärzte zurechtzuweisen, die mit Feuer und scharfen Arzneien den Kranken unersetzlichen Schaden zufügten [3]). Michael Savonarola, Lehrer in Ferrara († 1462), äufsert sich über die Empfänglichkeit der Menschen, von der Pest ergriffen zu werden, als der Hauptursache des so verschiedenartigen Erkrankens, wie nur immer neuere Aerzte sich hierüber aussprechen könnten, und die Annahme der Ansteckung war bei ihm in die Begriffbestimmung der Pest übergegangen [4]). Nicht geringerer Beachtung sind die Ansichten des berühmten Valescus von Taranta werth, der noch während der letzten Nachwehen des schwarzen Todes, 1382, in Montpellier als Arzt auftrat, und den Nachkommen überlieferte, was sich im funfzehnten und sechzehnten Jahrhundert in unzähligen Pestschriften wiederholt hat [5]).

Von allen diesen Begriffen und Ansichten über die Pest, deren Entwickelung wir dargestellt haben, treten besonders zwei als historisch wichtig hervor: der Ausspruch gelehrter Aerzte, dafs die Pestilenz oder epidemi-

[1]) P. 97. 166. „Qualis (vita) esse solet eorum, qui sacerdotiorum et cultus divini praetextu, genio plus satis indulgent et obsequuntur, ac Christum speciosis titulis ementientes, Epicurum imitantur." Eine im vierzehnten Jahrhundert gewifs denkwürdige Freimüthigkeit!

[2]) P. 183. 151.

[3]) P. 159. 189.

[4]) Canonica de Febribus, ad Raynerium Siculum. 1487. s. l. Cap. 10. sine pag. „Febris pestilentialis est febris contagiosa ex ebullitione putrefactiva in altero quatuor humorum cordi propinquorum principaliter."

[5]) Valesci de Tharanta Philonium. Lugduni, 1535. 8. L. VII. c. 18. fol. 401 b. seq. — Vergl. Astruc, Mémoires pour servir à l'histoire de la Faculté de médecine de Montpellier. Paris 1767. 4. p. 208.

demische Constitution, die Mutter verschiedenartiger Krankheiten sei, dafs die Pest zwar zuweilen, aber doch bei weitem nicht immer aus ihr entstehe, dafs, um in der Sprache der Neueren zu reden, die Pestilenz sich zur Ansteckung, wie disponirende Ursache zur Gelegenheitsursache verhalte, — und die durchaus allgemeine Ueberzeugung von der Ansteckungskraft jener Krankheit. Allmählig fafste man nun die Ansteckung fester ins Auge, man glaubte in ihr die wirksamste Gelegenheitsursache vermeiden zu können, die Möglichkeit, ganze Städte zu schützen, wenn man nur sie abhielte, leuchtete mehr und mehr ein, und so grausenerregend war die Erinnerung an die verhängnifsvollen Jahre des grofsen Sterbens, dafs man schon im vierzehnten Jahrhundert, noch ehe die Nachwehen der schwarzen Pest vorüber waren, die Wiederkehr dieses Feindes durch ernsten und wirksamen Schutz zu verhüten suchte. Die erste Verordnung, welche zu diesem Zwecke erlassen wurde, rührt vom Visconte Bernabo her, und ist vom 17. Januar 1374. „Jeder Pestkranke sollte aus der Stadt auf das Feld hinausgebracht werden, um dort zu sterben, oder zu genesen. — Diejenigen, die einem Pestkranken beigestanden, sollten zehn Tage abgesondert bleiben, bevor sie wieder mit jemandem umgingen. — Die Geistlichen sollten die Kranken untersuchen, und den Abgeordneten anzeigen, bei Strafe der Einziehung ihrer Güter und des Scheiterhaufens. — Wer die Pest hereinbrächte, dessen Güter sollten der Kammer verfallen sein. — Endlich sollte, aufser den dazu bestimmten Leuten, niemand den Pestkranken beistehen, bei Todesstrafe und Verlust des Vermögens."[1]) Diese dem Geiste des vierzehnten Jahrhunderts entsprechenden Befehle sind entschieden genug, um darin Erinnerungen an glückliche Erfolge von Einschliefsungen und Fernhaltung Pestverdächtiger zu erkennen. Sollte doch Mailand selbst im Jahre 1348 durch strenge Thorsperre und Verramme-

[1]) Chronicon Regiense, bei Muratori, Tom. XVIII. p. 82.

lung dreier Häuser, in denen die Pest ausgebrochen war, sich eine Zeitlang von dem grofsen Sterben frei erhalten haben [1]), und Beispiele von Erhaltung einzelner Familien durch strenge Absonderung waren gewifs sehr häufig. Dafs jene Verordnungen durch ungewohnten Zwang allgemeine Betrübnifs erregen mufsten, wie wir dies namentlich von der Stadt Reggio wissen, ist leicht begreiflich, doch liefs sich Bernabo von seinem Vorhaben nicht abschrecken, sondern verbot, als im Jahre 1383 die Pest wiederkehrte, bei Todesstrafe, Menschen aus verpesteten Orten in sein Gebiet einzulassen [2]). Wir haben nun zwar keine Nachricht, wie ihm dies alles gelungen, doch läfst sich voraussetzen, dafs er der Pest Gränzen gesetzt habe, denn sie hatte schon längst die Eigenschaft des schwarzen Todes verloren, aus den faulig ergriffenen Lungen den Ansteckungsstoff in die Luft zu verbreiten, und durch eine Ueberzahl von Kranken die Atmosphäre ganzer Städte zu vergiften. Jetzt, wo sie ihre milderen Formen wieder angenommen hatte, so dafs sie nur noch durch Berührung ansteckte, konnte sie eben so leicht in einzelnen Wohnungen festgebannt werden, wie in neueren Zeiten.

Bernabo's Beispiel fand Nachahmung, es war aber auch kein Jahrhundert geeigneter, den Regierungen kräftige Maafsregeln gegen die Pest zu empfehlen, als das vierzehnte. Denn es war bereits das sechszehnte Mal, als sie im Jahre 1399 in Italien ausbrach, und immer wieder und wieder ihre Opfer verlangte, häufige Masern- und Pockenseuchen gar nicht in Anschlag zu bringen. In eben diesem Jahre verordnete Visconte Johann in mil-

---

[1]) Adr. Chenot, Hinterlassene Abhandlungen über die ärztlichen und politischen Anstalten bei der Pestseuche. Wien 1798. 8. S. 146. — Nach dieser Zeit war es im Mittelalter gewöhnlich, dafs man Thüren und Fenster verpesteter Häuser verrammelte, und ihre Bewohner ohne Erbarmen umkommen liefs. S. Möhsen a. a. O.

[2]) Chron. Reg. a. a. O.

deren Ausdrücken als sein Vorfahr, es sollten keine Fremden aus verpesteten Orten eingelassen, und die Stadtthore streng bewacht werden. Verpestete Häuser sollte man wenigstens acht oder zehn Tage lang lüften und durch angezündete Feuer und Räucherungen mit balsamischen und gewürzhaften Dingen von schädlichen Dünsten reinigen. Stroh, Lumpen u. dergl. sollte man verbrennen, und die gebrauchten Bettstellen vier Tage lang dem Regen oder dem Sonnenscheine aussetzen, damit durch den einen oder den andern der krankmachende Dunst zerstört würde. Niemand sollte sich unterfangen, Kleider oder Betten aus verpesteten Wohnungen zu benutzen, wenn sie nicht vorher gewaschen und am Feuer oder an der Sonne getrocknet worden wären; auch sollte man Häuser, in denen Pestkranke gewesen, so lange als möglich vermeiden [1]).

Einen Fortschritt kann man in diesen zu allgemeinen Verordnungen nicht gerade erkennen, man überzeugte sich vielleicht auch von den unübersteiglichen Hindernissen, welche den Sperrungen im offenen Binnenlande entgegenstehen, wo befreundete Volksmassen der Gewohnheit eines gewinnreichen Verkehrs zu entsagen, auch durch den härtesten Zwang nicht vermocht werden können. Ohne Zweifel hat nun auch wohl die Natur das Meiste gethan, die morgenländische Pest aus dem westlichen Europa zu verbannen, wo der zunehmende Anbau des Bodens, und die fortschreitende Ordnung in der bürgerlichen Gesellschaft sie verhinderte einheimisch zu bleiben, was sie in älterer Zeit höchstwahrscheinlich gewesen ist.

Im funfzehnten Jahrhundert, wo sie siebzehn Mal an verschiedenen Stellen in Europa ausbrach [2]), kam es schon mehr darauf an, ihrem Eindringen aus Asien, Afrika und

---

[1]) Muratori, Tom. XVI. p. 560. — Vergl. Chenot a. a. O. S. 146.

[2]) Papon, a. a. O.

dem türkisch gewordenen Griechenland einen Damm entgegenzusetzen, denn selbstständig hätte sie sich schwerlich mehr erhalten können. Von den südlichen Handelsstaaten aber, die hierbei das Beste zu thun hatten, war es hauptsächlich das von der schwarzen Pest einst so hart betroffene Venedig, das dem gefährlichen Erwerb der Kaufleute die nöthigen Zügel anlegte. Bis gegen das Ende des funfzehnten Jahrhunderts war der sehr bedeutende Verkehr mit dem Orient frei und ungehindert. Oftmals hatten Schiffer handeltreibender Städte die Pest herübergebracht, ja es war selbst der vorzeitige Ausbruch des grofsen Sterbens durch Seefahrer veranlafst worden. Denn als im Spätherbst 1347 vier Schiffe voll Pestkranker aus der Levante nach Genua zurückgekehrt waren, verbreitete sich hier die Seuche mit reifsender Schnelle. Im folgenden Jahre verwehrten daher die Genueser verdächtigen Schiffen das Landen, diese segelten nach Pisa und anderen Seestädten, wo bereits die Natur den Empfang der schwarzen Pest so mächtig vorbereitet hatte, und es erfolgte, was wir gesehen haben [1]).

Im Jahr 1485, wo von den oberitalischen Städten besonders Mailand die Geifsel der Pest fühlte, wurde in Venedig ein eigener Gesundheitsrath aus drei Edelen niedergesetzt, der gegen das Eindringen dieser Seuche wahrscheinlich alles versuchte, was in seinen Kräften stand, und allmählig alle die Einrichtungen ins Leben rief, die in späterer Zeit den übrigen südeuropäischen Staaten zum Muster gedient haben. Seine Bemühungen waren jedoch ohne vollständigen Erfolg, deshalb steigerte man im Jahr 1504 seine Gewalt, indem man ihm das Recht über Leben und Tod der Beklagten einräumte [2]). Gesundheitspässe wurden wahrscheinlich erst im Jahre 1527 während einer mörderischen Pest ein-

[1]) Chenot, S. 145.

[2]) Le Bret, Staatsgeschichte der Republik Venedig. Riga, 1775. 4. Th. II. Abth. 2. S. 752,

geführt [1]), welche Italien fünf Jahre lang (1525 — 30) heimsuchte, und zu verdoppelter Vorsicht aufforderte. Wahrscheinlich schon 1485 wurden in einiger Entfernung von der Stadt auf Inseln die ersten Pestlazarethe angelegt, in denen man alle aus pestverdächtigen Orten ankommende Fremde zurückhielt. Zeigte sich nun die Pest in der Stadt selbst, so wurden die Erkrankten mit ihren Familien nach dem sogenannten alten Lazareth geschafft, dort mit Lebensmitteln und Arzneien versehen, und wenn sie genesen waren, sammt allen denen, die mit ihnen in Verbindung gestanden hatten, noch vierzig Tage lang in dem auf einer anderen Insel belegenen neuen Lazareth zurückgehalten. Alle diese Anordnungen wurden von Jahr zu Jahr vollkommener, man steigerte die nöthige Strenge, so dafs von 1585 an von dem Ausspruche des Gesundheitsrathes keine Appellation mehr gestattet wurde, und allmählig kamen die übrigen handeltreibenden Völker den Venetianern durch übereinstimmende Einrichtungen zu Hülfe [2]). Doch wurden die Gesundheitspässe erst vom Jahr 1665 an allgemein [3]).

Die Bestimmung einer vierzigtägigen Frist, von der die Quarantainen ihren Namen erhalten, hat durchaus nichts Willkührliches, sondern wahrscheinlich einen ärztlichen Grund, der zum Theil aus der Lehre von den kritischen Tagen herzuleiten ist. Denn der vierzigste Tag ist nach den ältesten Annahmen immer als der letzte der hitzigen und die Gränzscheide dieser und der chronischen Krankheiten angesehen worden; man war gewohnt, die Wöchnerinnen vierzig Tage lang einer genaueren Aufsicht zu unterwerfen, auch war in ärztlichen Schriften viel die Rede von vierzigtägigen Zeitabschnitten in der Ausbildung der Leibesfrucht, nicht zu gedenken, dafs die

---

[1]) Zagata, Cronica di Verona. Verona 1744. 4. III. p. 93

[2]) Le Bret a. a. O. Vergl. Hamburger Remarquen vom Jahre 1700. S. 282 und 305.

[3]) Göttinger gelehrte Anzeigen, 1772. S. 22.

Alchymisten länger dauernde Umwandlungen in vierzig Tagen erwarteten, welche Zeit sie den philosophischen Monat nannten. Es lag mithin nahe genug, diese in natürlichen Vorgängen für allgemein gehaltene Periode auch für die entscheidende bei der Erforschung der Wirksamkeit verhaltener Ansteckungsstoffe anzunehmen und gesetzlich einzuführen, da öffentliche Verordnungen Bestimmungen dieser Art nicht entbehren können, sollte sie auch die Natur der Sache nicht ganz rechtfertigen. Man hat aufserdem noch in dieser Angelegenheit grofsen Werth auf theologische und juristische Gründe gelegt, die im funfzehnten Jahrhundert gewifs von gröfserem Gewicht waren, als in neuerer Zeit[1]). Hierüber mögen wir jedoch nicht entscheiden, da es hier nur darauf ankam, den Ursprung eines politischen Schutzmittels gegen eine Krankheit anzudeuten, die seit Menschengedenken das mächtigste Hindernifs der Civilisation gewesen ist, eines Mittels, das wie Jenner's Vaccine nach zwölfhundertjährigem Wüthen der Pocken in Europa, durch Vermeidung hemmender Sterblichkeit dem Leben und Treiben der Völker dieses Welttheils eine neue, kaum irgend abzusehende Richtung gegeben hat.

---

[1]) Die vierzigtägige Dauer der Sündfluth, der vierzigtägige Aufenthalt von Moses auf dem Berge Sinai, das eben so lange Fasten des Heilandes in der Wüste; endlich die sogenannte sächsische Frist, welche vierzig Tage dauert u. s. w. Vergl. G. W. Wedel, Centuria Exercitationum medico-philologicarum. De quadragesima medica. Jenae, 1701. 4. Dec. IV. p. 16.

A n h a n g.

I.

Das alte Geißlerlied.

Nach Maſsmann's Ausgabe von Herrn Profeſsor Lachmann mit der Handſchrift verglichen.

Sve ſiner ſele wille pleghen
De ſal gelden unde weder geuen
So wert ſiner ſele raed
Des help uns leue herre goed
  Nu tredet here we botſen wille
Vle wi io [1]) de hetſen helle
Lucifer is en boſe geſelle
Sven her hauet
Mit peke he en lauet [2])
Datz vle wi ef wir hauen ſin
Des help uns maria koninghin
Das wir dines kindes hulde win
  Jeſus criſt de wart ge vanghen
An en cruce wart he ge hanghen
Dat cruce wart des blodes rod
Wer klaghen ſin marter unde ſin dod
Sunder war mide wilt tu mi lonen
Dre negele unde en dornet crone
Das cruce vrone en ſper en ſtich
Sunder datz leyd ich dor dich
Was wltu nu liden dor mich
So rope wir herre mit luden done
Unſen denſt den nem to lone
Be hode uns vor der helle nod

---

[1]) Oder i e.

[2]) Zeile 8. 9, Z. 38. 39, Z. 47. 48, Z. 80. 81, Z. 82. 83 ſtehen in der Handſchrift je in einer Zeile.

Uebersetzung.

Wer seiner Sele will pflegen,
Der soll gelten[1]) und wiedergeben:
So wird seiner Sele Rath.
Defs hilf uns, lieber Herre gut!
  Nu tretet her, wer büfsen will:
Fliehen wir die heifse Hölle;
Lucifer ist ein böfer Geselle:
Wen er hat,
Mit Pech er ihn labt.
Das fliehen wir, wenn wir haben Sinn:
Dazu hilf uns, Maria Königin,
Dafs wir deines Kindes Huld gewinnen.
  Jesus Christus, der ward gefangen,
An ein Kreuz ward er gehangen;
Das Kreuz ward vom Blute roth,
Wir beklagen seine Marter und seinen Tod. —
„Sünder, womit willst du mir lohnen?
„Drei Nägel und eine dornige Krone,
„Das heilige Kreuz, ein Sper, ein Stich,
„Sünder, das litt ich durch!
„Was willst du nun leiden durch mich?"
So rufen wir, Herr, mit lautem Tone:
„Unsern Dienst, den nimm zu Lohne!
„Behüte uns vor der Höllenoth —

---

[1]) Zahlen.

Des bidde wi dich dor dinen dod
Dor god vor gete wi unſe blot
Dat is uns tho den ſuden guot
Maria muoter koninginghe [1])
Dor dines leuen kindes minne
Al unſe nod ſi dir ghe klaghet
Des help uns moter reyne. maghet
De erde beuet och kleuen de ſteyne [2])
Lebe hertze du ſalt weyne
Wir wenen trene mit den oghen
Unde hebben des ſo guden louen
Mit unſen ſinnen unde mit hertzen.
Dor uns leyd criſt vil manighen ſmertzen
Nu ſlaed w ſere
Dor criſtus ere.
Dor god nu latet de ſunde mere [3])
Dor god nu latet de ſunde varen
Se wil ſich god ouer uns en barmen
Maria ſtund in grotzen noden
Do ſe ire leue kint ſa doden
En ſvert dor ire ſele ſnet
Sunder dat la di weſen led
In korter vriſt
God tornich iſt
Jeſus wart gelauet mid gallen
Des ſole wi an en cruce vallen
Er heuet uch mit uwen armen
Dat ſic god ouer uns en barme
Jeſus dorch dine namen dry
Nu make uns hir van ſunde vry
Jeſus dor dine wnden rod

---

[1]) Gewiſs koninghinne zu leſen.

[2]) Man ſehe hieraus, mit welchen Gefühlen die unterirdiſchen Donner vom Volke vernommen wurden.

[3]) Von Z. 38. 39. 40 wird in der oben S. 50. Anm. 2. angeführten Chronik ausdrücklich angegeben, daſs ſie i. J. 1260 geſungen worden.

„Defs bitten wir dich durch deinen Tod;
„Für Gott vergiefsen wir unser Blut,
„Das ist uns zu den Sünden gut."
Maria, Mutter, Königin!
Durch deines lieben Kindes Minne
All unsre Noth sei dir geklagt,
Defs hilf uns Mutter, reine Magd.
Die Erde bebet, auch klaffen die Steine:
Liebes Herze, du sollst weinen!
Wir weinen Thränen mit den Augen
Und haben dessen so guten Gelauben
Mit unsern Sinnen und mit Herzen.
Durch uns litt Christ viel manchen Schmerz.
Nu schlagt euch sehr
Durch Christi Ehre!
Um Gotteswillen lasset die Sünde fürder
Um Gotteswillen nu lasset die Sünde fahren:
So will sich Gott über uns erbarmen.
Maria stand in grofsen Nöthen,
Da sie ihr liebes Kind sah tödten:
Ein Schwert durch ihre Sele schnitt,
Sünder, das lafs dir sein leid!
In kurzer Frist
Gott zornig ist!
Jesus ward gelabt mit Gallen,
Dafür sollen wir kreuzweis niederfallen.
Erhebet euch mit euren Armen:
Dafs sich Gott über uns erbarme!
Jesus, durch deine Namen drei[1])
Nu mach uns hier von Sünde frei!
Jesus, durch deine Wunden roth

[1]) Um deiner Trinität willen.

Be hod uns vor den gehen dod
Dat he ſende ſinen geiſt
Und uns dat kortelike leiſt [1])
De vrowe unde man ir e tobreken
Dat wil god ſelven an en wreken
Sveuel pik und och de galle
Dat gutet de duuel in ſe alle
Vor war ſint ſe des duuels ſpot
Dor vor behode uns herre god
De e de iſt en reyne leuen
De had uns god ſelven gheuen
Ich rade uch vrowen unde mannen
Dor god gy ſolen houard annen
Des biddet uch de arme ſele
Dorch god nu latet houard mere
Dor god nu latet houard varen
So wil ſich god ouer uns en barmen
Criſtus rep in hemelrike
Sinen engelen al gelike
De criſtenheit wil mi ent wichen
Des wil lan [2]) och se vor gaen
Maria bat ire kint ſo [3]) ſere
Leue kint la ſe di boten
Dat wil ich ſceppen dat ſe moten
Bekeren ſich.
Des bidde ich dich
Gi logenere
Gy meynen ed ſverer [4])
Gi bichten reyne und lan de ſunde uch ruwen
So wil ſich god in uch vor nuwen
Owe du arme wokerere

---

[1]) Zeile 57. 58 gehören wahrscheinlich hinter Z. 53.

[2]) Es scheint vielmehr lati. Die ganze Stelle ist nicht in Ordnung.

[3]) Vor ſo ist al vertilgt.

[4]) Meyn (falsch) ist Eigenschaftwort zu Eidschwörer.

Behüt' uns vor dem gähen Tod!
Damit er sende seinen Geist
Und uns das kürzlich [1]) leiste.
Frau und Mann ihre Eh zerbrechen;
Das will Gott selber an ihnen rächen.
Schwefel, Pech und auch die Galle
Das giefset der Teufel in sie alle:
Fürwahr sind sie des Teufels Spott,
Davor behüte uns, Herre Gott!
Die Eh die ist ein reines Leben,
Die hat uns Gott selber gegeben.
Ich rathe euch, Frauen und Männern,
Um Gotteswillen ihr sollet Hoffart rächen.
Darum bittet euch die arme Sele
Durch Gott, nun lasset Hoffart fürder,
Durch Gott, nun lasset Hoffart fahren:
So will sich Gott über uns erbarmen.
Christus rief im Himmelreiche
Seinen Engeln allgleiche [2])
„Die Christenheit will mir entweichen,
Darum will (ich) lassen sie auch vergehen!"
Maria bat ihr Kind so sehre:
„Liebes Kind, lafs sie dir büfsen,
Das will ich schaffen, dafs sie müssen
Bekehren sich,
Darum bitte ich dich!" —
Ihr 'Lügener,
Ihr meinen (falschen) Eidschwörer,
Beichtet reine und lasset die Sünde euch reuen!
So will sich Gott in euch verneuen!
O weh du armer [3]) Wucherer,

---

[1]) d. i. in kurzer Zeit, bald.

[2]) d. i. sämmtlich.

[3]) Verworfener.

Du bringeſt en lod up en punt
Dat ſenket din [1]) an der helle grunt
Ir morder und ir ſtraten rouere
Ir ſint dem leuen gode un mere
Ir ne wilt uch ouer nemende barmen
Des ſin gy eweliken vor loren
Were duſſe bote nicht ge worden
De criſtenheit wer gar vorſunden
De leyde duuel had ſe ge bunden
Maria had loſt unſen bant.
Sunder ich ſaghe di leue mere
Sunte peter is portenere
Wende dich an en he letſet dich in
He bringhet dich vor de koninghin
Leue herre ſunte Michahel
Du biſt en plegher aller ſel
Be hode uns vor der helle nod
Dat do dor dines ſceppers dod

---

[1]) Din für di.

Du bringst ein Loth auf ein Pfund,
Das senket dich in der Hölle Grund!
Ihr Mörder und ihr Strafsenräuber,
Ihr seid dem lieben Gott zuwider,
Ihr wollt euch über Niemand (er)barmen:
Darum seid ihr ewiglich verloren.
Wäre diese Bufse nicht geworden,
Die Christenheit wäre (ganz und) gar verschwunden!
Der leidige Teufel hat sie gebunden!
Maria hat gelöst unser Band.
Sünder, ich sage dir liebe Mähr:
Sankt Peter ist Pförtner:
Wende dich an ihn, er lässet dich ein,
Er bringt dich vor die Königinn.
Lieber Herre, Sankt Michael,
Du bist ein Pfleger aller Sel',
Behüte uns vor der Höllenoth,
Das thu durch deines Schöpfers Tod! —

II.

Verhöre der Brunnenvergiftung beschuldigter Juden*).

Castellani Chillionis Antwort-Schreiben ahn die Statt Strafsburg, sampt einer Copia der Inquisition und Confession verschiedener Juden in castro Chillionis detentorum, super facto tossici et veneni, des Vergifftens halben, de Anno 1348.

Denen Edlen und Fürsichtigen Schultheifsen, Rath und Gemeinde der Stadt Strafsburg, Chastellan zu Chillion, Stadthalter Herrn Amtmann zu Chablais. Sich mit aller Dienstfertigkeit und Ehrerbietung empfehlende. Weil ich verstanden, dafs ihr verlangt zu wissen die Bekanntnisse der Jüden und verführten Beweifsthum wider dieselben, So thue hiermit Euch und iedem der Eweren der das zu wissen begehrt, durch dieses gegenwertiges kund, dafs die Berner Copie gehabt, der Inquisitionen und Geständnissen der Juden, so sich neulich derer Orten uffgehalten, und beschuldiget seyn worden, dafs sie Gifft in die Brunnen, und an viel andere Orten gelegt, und wie darinnen enthalten, dafs solches gantz wahr sey. Und weil vil Juden zur peinlichen frage gezogen, auch etliche mit derselben verschont blieben, weil sie es gestanden, und sonst vor das Gericht gefordert und verbrannt worden. Auch etliche Christen denen die Juden etwas von dem Gifft gegeben hatten, die Christen zu vergiften, sind auf das Rad gelegt und gemartert worden. In-

*) Zu S. 61. Sie haben zu allen späteren Judenverfolgungen den rechtlichen Schein gegeben, und verdienen daher als wichtige historische Documente mitgetheilt zu werden Ursprünglich sind sie lateinisch, doch haben wir die deutsche Uebersetzung in Königshoven's Chronik (S. 1029) vorgezogen.

Inmassen dieser Juden-Brand und Peinlichkeit der gemelten Christen an vielen Orten in der Graffschaft Savoyen geschehen. Der Allmächtige bewahre Euch.

Die im Jahr Christi 1348. den 15. Sept. uff dem Schlofs Chilion erfolgte Bekantnis der Juden, die in der Neustadt daselbsten verhafftet, über der Vergifftung, derer sie beschuldigt worden, so wol der Brunnen und Quellen, als anderer Orten, auch Speisen und anders, die gantze Christenheit zu sterben und auszurotten.

Erstlich Balavignus der Jud, Wundartzt, Inwohner zu Thonon, wie wol er zu Chillion verhafftet, weil er in Castellan ist betroffen worden, ist ein wenig zur Folter gebracht, und nachdem er wieder herunter gelassen, hat er nach langer Zeit bekant, dafs es an die zehen Wochen wären, da Meister Jakob zu Chamberi sich von Ostern an uff ergangene Citation uffhaltende, und von Toledo kommen war, ihme nach Thonon durch einen Judenknaben geschickt hätte von Gifft bey einer Momée eines eyes, dieses sey ein pulver gewesen, in einem ledern dünnen und geneheten Seckel, nebenst einem Schreiben, worinnen er ihm geboten, dafs er bey Straff des Banns und Gehorsam ihres Gesetzes, denselben Gifft in den gröfsern und gemeinern Brunnen seiner Stadt legen, als dessen er sich gebraucht, die Leuthe zu vergifften, die sich des Wassers daselbsten erhohleten, und dafs er solches keinem Menschen vertrauen solte, bey vorbesagter Straffe, auch in solchem Schreiben bedeutet, dafs er dergleichen Gebot in mehr unterschiedlichen Orten ergehen lassen, uff Anordnung der Jüdischen Rabbinen oder Meister ihres Gesetzes, und hat bekannt, dafs er besagte Quantität Gifft oder Pulvers in einem Brunnen des Ufers bei Thonon an einem Abend unter einen Stein heimlich gelegt habe. Hat auch bekannt, dafs besagter Knabe ihm mehr Schreiben von solcher Sache gebracht habe, so an viel andere Juden gerichtet gewesen, und insonderheit waren etliche gehalten an den Mossoiet

Banditon und Samoleto zu Neustadt, an ieden eines, auch etliche andere an Musseo Abramo und Aqueto von Montreantz den Juden zum Thurn in Vivey, etlich andere an Benetono zu St. Moritz und sein Sohn, unn etliche andere an Vivianum Jacobum, Aquetum und Sonetum, Juden zu Aquani. Desgleichen auch etliche andere an den Abram und Musset die Juden zu Moncheoli, und viel andere Schreiben mehr hätte der Knabe getragen, wie er gesagt, an unterschiedene und entlegene Orte, wüste aber nicht, an wem sie gehalten. Desgleichen hat er gestanden, dafs als er den besagten Gifft in den Brunnen zu Thonon gelegt, er seim Weib und Kindern ausdrücklich verboten hette, dafs sie des Brunnens sich nicht gebraucheten, hatte ihnen aber die ursach nicht melden wollen. Das vorherstehende hat er bei seinem Gesetze und bey allem dem das in den fünff Büchern Mosis enthalten, durchgehends wahr zu seyn gen in beysein vieler wahrhafften Personen gestanden und bekannt.

Desgleichen hat er der Balavignus den folgenden Tag in Gegenwart vieler glaubwürdigen Personen die obgesetzte Aussage freiwillig und aufser der Peinlichkeit gestanden, dafs obige Bekantnifs wahr sey, und hat sie von wort zu wort wiederhohlt, und hat noch von freien Willen bekannt, dafs er eins tags von Tour bey Vivay kommen sey, und eine Quantität Giffts in einem Läpplein die ihm Aquetus von Montreantz, Innwohner zu besagten Tur gegeben, in einen Brunnen unterhalb Mustruez, nemlich im Brunnen de la Conerayde geworffen, einer grofsen Nufs grofs, dafs er solchen Gifft gelegt, hatte er gesagt und offenbahrt dem Juden Manssiono Inwohnern zu Neustadt und Delosaz seinem Sohn, dafs sie nicht daraufs trinken sollten, hat auch die Farbe des Giffts beschrieben, dafs er roth und schwartz sey.

Item den 19. Tag des September Monats hat der besagte Balavignus bekant, ohn Peinlichkeit, dafs der Jud Mussus zu Neustadt drey Wochen nach Pfingsten ihm gesagt hette, dafs er Gifft gelegt in deren Borneller eigenem Brunnen zu Neustadt im Zollhause, und daſs er nicht mehr darauſs trincke, sondern aus der See. Gestehet auch, daſs diser Jud Mussus ihm gesagt, daſs er auch zu Chillion in der Borneller Brunnen im Zollhause unter die steine von dem Gifft gelegt hette, in welchem Brunnen alsdann nachgesucht un bemelter Gifft gefunden worden, Davon dann einem Juden zur Probe gegeben worden, der davon gestorben, Sagt auch, daſs ihre Rabbinen ihm und andern Jüden befohlen, daſs sie sich der vergifftεten Wasser zu trincken die nechsten neun Tage nach legung des Giffts enthalten sollten, Sagt ferner, daſs sobald er den Gifft gelegt gehabt, er wie oben gesagt, alsbald den andern Juden es offenbahrt. Er gestehet auch, daſs wol zwo Monat verflossen, daſs er zu Evian gewesen, und mit dem Juden Jacob wegen dieses Handels geredet, und ihn unter andern gefragt, ob er wie andere Schreiben und Gifft habe, der ihm mit ja beantwortet. Ferner hätte er denselben befragt, ob er dem Befehl wäre nachkommen, welcher geantwortet, daſs ers nicht gelegt, sondern den Gifft dem Juden Saveto gegeben, der hätte ihn gelegt zu Evian in den Brunnen de Morer, und hätte ihm, dem Balavigny befohlen, daſs er dergleichen wol verrichtete, wie es befohlen sey. Er sagt, der Aquet von Montreantz ihn berichtet, daſs er von dem Gifft gelegt hette in den Brunnen über Tour, von dem er etlich mahl zu Tour getruncken gehabt Er bekennt, daſs Samolet zu ihm gesagt, daſs er das Gifft, so er bekommen, gelegt hätte in einen Brunnen, den er ihn aber nicht benennen wollen. Dieser Balavigny sagt auch, weil er ein Wundartzt ist, wenn einer von solchem Giffte angesteckt wird, und ein ander ihn anrühret in solcher seiner Schwachheit wenn er schwitzet, daſs er von solchem anrühren gar leicht angesteckt wird, auch von dem anhauchen eines angesteckten, und das glaube er wahr zu seyn, weil ers von erfahrnen Medicis gehört, und sey er gewiſs, daſs sich andere Jüden davon nicht entschuldigen können, als die sich dessen wol bewufst, und an vorbesagten dingen schuldig. Dieser Balavigny ist durch den See in einem Schiffe von Chillion nach Clarens geführt, zu besehen und zu weisen den Brunnen darin das Gifft gelegt worden, wie er ausgesagt hat, als er dahin kommen, hat man ihn lasaufssteigen, und da er den Brunnen und den Ort do er den Gifft gelegt gehabt, gesehen, hat er gesagt: das ist der Brunnen da ich den Gifft gelegt, diesen Brunnen hat man in seiner Gegenwart untersucht, und das leinen Tuch, darein das Gifft gewickelt war, in des Brunnen Aufslauffe gefunden, durch einen Notarium Publ. Heinrich Gerharden, in beyseyn vieler Leuthe, und ist dem besagten Juden gezeigt worden. Da hat er gestanden und bekannt, dafs dieses das leinen Tüchlein sey darin das Gifft gewesen, und das er in den offenen Brunnen gelegt gehabt, und gesaget, dafs es von zweyerley Farben sey, schwartz und roth. Dieses leinen Tüchlein ist mitgenommen worden, und wird verwahrt. Diser Balavigny hat bekannt, dafs dieses vorher erzehlte alles und jedes wahr sey, und dafs er glaube, dafs in diesem Giffte sey etwas von dem Basilico, weil das besagte Gifft nicht könne verfertiget werden, als vermittelst des Basilici, wie er hette hören sagen, und er dessen gewifs sey.

2. Banditono Jud von Neustadt, ist am 15. Sept. ebenmessig ein wenig uff die Folter gebracht, hernach wieder herab gelassen, nach einer langen weile hat er gestanden, dafs er eine quantität Gifft ohngefehr einer grofsen Nufs grofs, und die ihm Musseus der Jud zu Tour bei Vivay gegeben gehabt, in den Brunnen zu Carutet gelegt habe, dieselben Leuthe zu vergifften.

Item des folgenden Tags hat dieser Banditono freywillig und ohn der Peinlichkeit gestanden und bekannt, dafs seine vorige Aussage wahr sey, auch dieses bekennet, dafs Meister Jacob von Pasche, der von Toleta kommen, und zu Chamber sich gesetzet, ihme von dem Gifft geschickt gehabt, an der Gröfse als eine grofse Nufs, nach Pilliex durch einen Jüdischen Knecht mit einem Schreiben, darin enthalten, dafs er den Gifft in die Brunnen legen sollte bey Straff des Banns, diesen Gifft hätte er in den Brunnen Cercleti de Roch gelegt, und sey in einem ledernen Seckel gewesen. Bekennet auch, dafs er viel andere Schreiben gesehen, die der besagte Knecht gehabt, die an die Juden hielten. Hätte auch gesehen, dafs besagter Knecht ein Schreiben Samuleto dem Juden zu Neustadt zugestellt, aufserhalb des obern Thores, Er sagt auch, dafs der Jud Massolet ihm vermeldet, dafs er Gifft gelegt in den Brunnen bei der Brücken zu Vivay, u. s. w.

3. Besagter Mamsson der Jud von Neustadt ist berührten 15. Tag des ermelten Monats zur Folter gebracht, hat nichts gestanden von den obigen, vorgebend er wisse gantz und gar hiervon nichts, aber den Tag darauff hat er freywillig und ohn aller Peinlichkeit in beyseyn vieler, bekannt, dafs er an einem Tage, in der vergangenen Pfingstwoche und noch ein Jud genannt Provenzal von Moncheolo gangen wären, und im gehen berührter Provenzal zu ihm gesagt, Es mufs seyn, dafs du von Gifft den ich dir geben wil, in jenen Brunnen legest, oder wehe deiner, und das wäre der Brunnen von Chabloz Crüez zwischen Vyona und Mura gewesen, Er der Mamsson hätte diese quantität Gifft genommen einer Nufs grofs und in den Brunnen gelegt, und er glaubte, dafs über diesen Gifftshandel die Juden der Orten bey Evian vor Pfingsten einen Rath gehabt und gehalten unter sich, Sagt ferner, dafs ihm besagter Balavigny eines Tages eröffnet, dafs er Gifft gesetzt in den Brunnen de la Conery unterhalb Mustruez, Sagt auch, dafs sich niemand der Juden wegen dises Handels entschuldigen könne, sintemahl alle mit einander durchgehends Wissenschafft tragen, un daran schuldig seyn.

Dieser Mamson ist den 3. Oct. darauff vor die Commissarien gebracht worden, und hat an dieser Aussage nichts geändert, ohn dafs er das Gifft in besagten Brunnen nicht gelegt.

Dieses alles haben die vorgemelten Juden vor ihrer Hinrichtung bey ihrem Gesetz behaben, dafs es wahr sey, und dafs alle Juden von sieben Jahren und darum nicht zu entschuldigen wären, dann sie alle durchgehends darvon Wissenschafft und an diesem Handel Schuld hätten.

Die übrigen sieben Verhöre unterscheiden sich von den vorstehenden fast nur in den Personen, und gewähren wenig Abwechselung. Es mag daher nur noch eine charakteristische Stelle am Schlufs dieses Aktenstücks folgen. Das Ganze spricht durch sich selbst.

Es sind aber noch viel andere Beschuldigungen und Beweifsthüme wider besagte Juden und andere in andern Orten der Graffschafft Savoyen sich befindende, so wol von Juden als Christen ergangen, welche auch schon wegen dieses überaufs grofsen Verbrechens abgestrafft worden, die ich aber vor itzo nicht bey handen gehabt, und nicht mitschicken können. Und solt wissen, dafs alle Juden, so zu Neustadt gewesen, durch Urthel und Recht verbrannt seyn. Es ist auch zu Augst wegen des Vergifftens dreyen Christen die Haut abgezogen worden, darbey ich gegenwärtig gewesen. Es sind auch an viel anderen Orten gleichfalls viel Christen wegen solcher Unthat ergriffen worden, Insonderheit zu Evian, Gebenne, Krusilien und Hochstett, die endlich und in ihren letsten Zügen gestanden und bekannt, dafs sie den Gifft, so sie gelegt, von den Juden empfangen, dieser Christen seynd etliche geviertheilt, etliche geschunden und auffgehenkt worden. Und sind gewisse Commissarien von der Herrschafft verordnet, die Juden abzustraffen, von denen ich glaube, dafs keiner überbleiben wird u. s. w.

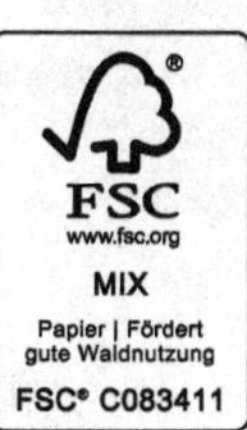

Zeitfracht Medien GmbH
Ferdinand-Jühlke-Straße 7
99095 Erfurt, Deutschland
produktsicherheit@kolibri360.de